临床护理学基础与操作经验

LINCHUANG HULIXUE JICHU YU CAOZUO JINGYAN

王建敏 等 主编

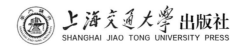

上海交通大学出版社

SHANGHAI JIAO TONG UNIVERSITY PRESS

内容提要

本书知识结构系统条理，以总论开篇，首先介绍了护理相关规章制度、护理相关应急预案和护理健康教育，概括出护理人员所应具备的基本素质。其次，简要讲述了临床实际工作中常用护理技术和常见症状护理，为下文做好知识铺垫。最后，从疾病的概念、病因、临床表现、诊断等多方面入手，围绕疾病的护理措施，细致地分析、论述了肺尘埃沉着病、胆石症、川崎病和妊娠剧吐等各科室常见疾病的护理，且给出了对各种疾病的健康指导。全书内容全面，贴近临床实际，适合各级医院的护理人员及其他医务工作者参考使用。

图书在版编目（CIP）数据

临床护理学基础与操作经验 / 王建敏等主编. --上海：上海交通大学出版社，2021

ISBN 978-7-313-25392-7

Ⅰ．①临… Ⅱ．①王… Ⅲ．①护理学 Ⅳ．①R47

中国版本图书馆CIP数据核字（2021）第185530号

临床护理学基础与操作经验
LINCHUANG HULIXUE JICHU YU CAOZUO JINGYAN

主　　编：王建敏 等
出版发行：上海交通大学出版社　　　　　　地　　址：上海市番禺路951号
邮政编码：200030　　　　　　　　　　　　电　　话：021-64071208
印　　制：广东虎彩云印刷有限公司
开　　本：710mm×1000mm　1/16　　　　经　　销：全国新华书店
字　　数：231千字　　　　　　　　　　　印　　张：13.25
版　　次：2023年1月第1版　　　　　　　插　　页：2
书　　号：ISBN 978-7-313-25392-7　　　印　　次：2023年1月第1次印刷
定　　价：198.00元

编 委 会

前言

FOREWORD

随着社会的不断发展及科学的日新月异,人们对健康的需求越来越高。医学最根本的目的就是增进人类的健康,护理学作为医学的一个分支也始终秉承这一理念——为人类的健康服务。健康是人类生存的基本要求,护理学是为个人、家庭和各种社会团体提供保健服务的专业,其主要宗旨是帮助人们预防疾病,维持、恢复和增进健康,从而使每个人保持最佳的健康状态,护理人员则是应用护理专业知识为人类健康服务的工作者。因此,护理人员需要了解护理的概念,熟练掌握各项操作技术,以便为服务对象提供高质量的整体护理。

当今,护理的概念和技术随着社会需求及环境的变化而不断演变,21世纪的护理学已经是集自然科学、医学科学、社会与人文科学等为一体的综合性应用科学。护理人员只有通过学习了解和掌握环境与人类健康的相关知识,深刻的认识护理学,才能不断塑造自己的专业特征,培养自己的专业素质,扮演好自己的角色,帮助人们利用环境中有利因素,识别和消除环境中的不良因素对健康的影响,创造良好的物理环境和社会环境,提高人们的健康水平,维护人类的健康。为帮助广大临床护理人员进一步理解基本理论、学习基本技能,我们编写了这本《临床护理学基础与操作经验》。

本书章节构架安排得当,讲解深入浅出,融合了近年临床护理新理论、新技术。全书共分7章,前3章为护理学基础内容,简要地概括了常用护理技术、常见症状护理等内容,为以下各章做好铺垫;其后4章,系统地介绍了类风湿关节炎、胆石症、川崎病、妊娠剧吐和子宫内膜癌等内科、外科、儿科、妇产科疾病的护理流程,并详细地叙述了护理操作步骤。本书内容新颖、知识完善,针对临床实际情况,对临床上的热点问题进行了客观、准确的描述,体现了本书的实用性和专业性,适合各级医院的临床护理人员及护理专业在读学生参考阅读。

我们在深入临床实践之余,怀揣着对护理事业的满腔热忱与远大理想,举团队之力,旨在将自身在临床护理工作的粗浅思考与点滴经验,呈献给国内的护理同行。虽然在编写过程中几易其稿,但限于编写水平有限,加之编写时间仓促,本书的不足乃至错误在所难免,诚请广大读者不吝赐教,使本书日臻完善。

《临床护理学基础与操作经验》编委会

2020 年 11 月

目录 CONTENTS

第一章　总　论 ……………………………………………… （1）

　第一节　护理相关规章制度 ……………………………… （1）

　第二节　护理相关应急预案 ……………………………… （14）

　第三节　护理健康教育 …………………………………… （20）

第二章　常用护理技术 …………………………………… （24）

　第一节　口服给药 ………………………………………… （24）

　第二节　皮下注射 ………………………………………… （26）

　第三节　输液泵使用 ……………………………………… （28）

　第四节　静脉血标本采集 ………………………………… （30）

　第五节　咽拭子标本采集 ………………………………… （33）

　第六节　痰标本采集 ……………………………………… （34）

　第七节　尿培养标本采集 ………………………………… （36）

　第八节　中医特色护理技术 ……………………………… （38）

第三章　常见症状护理 …………………………………… （46）

　第一节　呼吸困难 ………………………………………… （46）

　第二节　发热 ……………………………………………… （49）

　第三节　意识障碍 ………………………………………… （51）

　第四节　疼痛 ……………………………………………… （53）

　第五节　水肿 ……………………………………………… （55）

第六节　恶心与呕吐 ……………………………………………… (58)

第七节　咯血 ……………………………………………………… (60)

第八节　腹泻 ……………………………………………………… (62)

第四章　内科护理 ……………………………………………… (64)

第一节　心包疾病 ………………………………………………… (64)

第二节　间质性肺疾病 …………………………………………… (65)

第三节　肺尘埃沉着病 …………………………………………… (68)

第四节　职业中毒性呼吸系统疾病 ……………………………… (72)

第五节　肝性脑病 ………………………………………………… (77)

第六节　痛风 ……………………………………………………… (81)

第七节　类风湿关节炎 …………………………………………… (85)

第八节　干燥综合征 ……………………………………………… (88)

第五章　外科护理 ……………………………………………… (92)

第一节　颈动脉瘤 ………………………………………………… (92)

第二节　锁骨下动脉狭窄 ………………………………………… (102)

第三节　脓胸 ……………………………………………………… (113)

第四节　胃、十二指肠溃疡 ……………………………………… (118)

第五节　肺泡蛋白沉积症 ………………………………………… (129)

第六节　胆石症 …………………………………………………… (135)

第六章　儿科护理 ……………………………………………… (140)

第一节　足月新生儿 ……………………………………………… (140)

第二节　早产儿 …………………………………………………… (144)

第三节　新生儿败血症 …………………………………………… (147)

第四节　新生儿颅内出血 ………………………………………… (150)

第五节　新生儿低血糖 …………………………………………… (153)

第六节　先天性巨结肠 …………………………………………… (154)

第七节　营养缺乏 ………………………………………………… (157)

第八节　川崎病 ……………………………………………………（162）

第九节　手足口病 …………………………………………………（166）

第七章　妇产科护理 ………………………………………………（170）

第一节　妊娠剧吐 …………………………………………………（170）

第二节　脐带脱垂 …………………………………………………（173）

第三节　产褥期护理 ………………………………………………（176）

第四节　子宫内膜异位症 …………………………………………（179）

第五节　闭经 ………………………………………………………（183）

第六节　妊娠滋养细胞疾病 ………………………………………（187）

第七节　子宫内膜癌 ………………………………………………（193）

第八节　外阴癌 ……………………………………………………（196）

参考文献 ……………………………………………………………（202）

第一章

总　论

第一节　护理相关规章制度

一、患者出入院管理制度

(一)患者入院管理制度

(1)医院病房应当建立并落实责任护士对新入院患者全面负责的工作责任制。

(2)病房接到入院患者通知后,应当明确专人及时接待入院患者,主动热情、态度和蔼、认真耐心。要尽快通知负责医师和责任护士等,妥善合理安排患者,避免患者等待时间过长。

(3)责任护士要向患者主动自我介绍,并认真核查新入院患者的住院信息,做好入院介绍(包括病房环境、设施,责任医师及护士,作息时间,膳食服务,探视陪伴,安全管理等规章制度)。同时,了解患者住院期间的需求,积极解答患者疑问,并给予帮助。

(4)责任护士负责测量新入院患者的生命体征,对新入院患者进行入院护理评估,并及时记录。评估内容包括患者生命体征,意识状态,自理能力,皮肤、饮食、睡眠、清洁情况,潜在护理风险及心理、社会状况等。

(5)要根据评估情况为患者提供必要的清洁、照护和心理支持等护理措施。同时,及时与医师沟通患者有关情况。

(6)要遵照医嘱有计划地完成入院患者的标本采集工作,帮助患者预约检查,并协助医师为入院患者实施及时、有效的治疗性措施。

(7)特殊患者的入院护理服务在遵循上述工作制度的基础上,根据患者病情和实际情况,予以细化。

(二)患者出院管理制度

(1)医院病房应当建立并落实责任护士对出院患者全面负责的工作责任制。

(2)应当根据出院医嘱,提前通知患者及家属,并详细指导其做好出院准备工作,告知出院流程及注意事项。

(3)要结合出院患者的健康情况和个体化需求,做好出院指导和健康教育工作。健康教育的主要内容:饮食、用药指导,运动和康复锻炼,复诊时间及流程,居家自我护理及注意事项等,必要时提供书面健康教育材料。

(4)为出院患者提供必要的帮助和支持,确保患者安全离院。

(5)有条件的医院应当为出院患者提供延续性护理服务,通过电话、短信、微信、上门服务等多种形式提供随访服务。

(6)完成出院患者床单位的清洁消毒等工作。

二、查对制度

(一)医嘱查对

每班护士对当日医嘱要进行查对,查对无误后签全名,若有疑问必须询问清楚后执行。每周定期大核对医嘱一次,在核对本上记录核对情况并签字,如有问题及时纠正。

(二)给药查对

(1)给药前必须严格执行"三查八对"。"三查":给药前查、给药中查、给药后查;"八对":核对床号、姓名、药名、剂量、浓度、时间、用法、有效期。

(2)清点药品和使用药品前要检查药品的质量,有无变质、混浊、沉淀、絮状物等;检查标签、失效期和批号,瓶口有无松动、裂缝,如不符合要求不得使用。

(3)摆药后必须经第二人核对才可执行。

(4)对易导致过敏的药物,给药前应询问患者有无过敏史;使用毒、麻、限药时,要经过反复核对,保证准确无误给药;应用多种药物时要注意配伍禁忌。

(5)给药前,患者提出疑问,应及时查对医嘱,并向开具医嘱的医师询问清楚后才可执行。

(三)手术室查对

(1)接患者时,根据病历、手术通知单、腕带,核对患者科室、姓名、性别、年龄、住病号、诊断、拟定术式及患者所携带的物品。

（2）摆放体位前根据诊断、拟定术式、X线检查结果，与手术医师、麻醉科医师共同查对手术部位。

（3）使用无菌物品前，要严格查对灭菌有效日期、灭菌效果，确认达到标准后方可使用。

（4）病理标本需要巡回护士和洗手护士认真交接核对，妥善保管，及时登记，按时送检。

（5）在执行口头医嘱时，需巡回护士和洗手护士共同核对，如术中用药、输血等，在操作前需复述一遍，经医师核对无误后执行；手术结束后提示医师补写临时医嘱，执行护士补签字。

（6）手术结束时，洗手护士和巡回护士共同查对手术护理记录单的完成情况并签字。

（四）输血查对

（1）检查采血日期、血液质量（如有无凝血块或溶血）、血袋有无破裂。

（2）检查血袋日期、输血单与血袋标签上供血者的姓名、血型、血量是否相符，交叉配血试验结果。输血前需两名护士共同核对输血单及患者床号、姓名、住院号、血型，确认无误后方可输入。

（3）严格执行输血时的"三查八对"制度。"三查"：血的有效期、血的质量及输血装置是否完好；"八对"：姓名、床号、住院号、瓶（袋）号、血型、交叉配血试验结果、血液的种类及剂量。

（4）输血完毕将血袋放置冰箱内保留24小时，以备必要时送检。

（五）消毒供应中心查对

（1）准备器械包时查对品名、数量、质量、清洁度。

（2）发放器械包时查对名称、消毒日期。

（3）收器械包时查对数量、质量、清洁处理情况。

三、分级护理制度

（一）特级护理

1.原则

（1）病情危重，随时可能发生病情变化需要进行抢救的患者。

（2）重症监护患者。

（3）各种复杂或者大手术后的患者。

（4）严重创伤或大面积烧伤的患者。

（5）使用呼吸机辅助呼吸,并需要严密监护病情的患者。

（6）实施连续性肾脏替代治疗,并需要严密监护生命体征的患者。

（7）其他有生命危险,需要严密监护生命体征的患者。

2.护理要求

（1）入院护理要求:①备好床单位,将患者安置在危重病室或抢救室,通知有关医师接诊。②准备好急救器材和药品。③安置患者,测量患者生命体征,评估病情,完成入院护理记录。④填写患者入院相关资料。⑤完成入院宣教。⑥给予患者清洁护理。

（2）住院护理要求:①密切观察患者的生命体征和病情变化,准确记录24小时出入量。②根据医嘱,正确实施治疗、给药措施,观察、了解患者的反应。③根据患者病情,正确实施基础护理和专科护理,如口腔护理、压疮护理、气道护理及管路护理等,实施安全措施。④给予患者全面生活护理。⑤患者卧位舒适,保持功能位。⑥根据患者病情正确实施专科护理和健康教育并履行相关告知制度。⑦遵守床旁交接班制度。⑧记录重症护理记录单。

（3）出院护理/转归:遵医嘱转入相应护理级别。

（二）一级护理

1.原则

（1）病情趋向稳定的重症患者。

（2）手术后或者治疗期间需要严格卧床的患者。

（3）生活完全不能自理且病情不稳定的患者。

（4）生活部分自理,病情随时可能发生变化的患者。

2.护理要求

（1）入院护理要求:①根据病情,备好床单位、急救物品和药品,安置患者于病床。②及时通知医师接诊。③测量患者生命体征,评估患者病情,完成入院护理记录。④填写患者入院相关资料。⑤给予或帮助患者进行清洁。⑥完成入院宣教。

（2）住院护理要求:①每小时巡视患者,密切观察患者病情。②根据患者病情,测量生命体征并记录。③根据医嘱,正确实施治疗、给药措施,观察、了解患者的反应。④根据患者病情,正确实施基础护理和专科护理,如口腔护理、压疮护理、气道护理及管路护理等,实施安全措施。⑤给予或帮助患者完成生活护理。⑥根据患者病情正确实施专科护理和健康教育及功能锻炼并履行相关告知制度。⑦根据病情记录进行护理记录。

（3）出院护理/转归：遵医嘱转入相应护理级别。

（三）二级护理

1.原则

（1）病情稳定，仍需卧床的患者。

（2）生活部分自理的患者。

2.护理要求

（1）入院护理：①备好床单位。②安置患者至床旁，通知医师接诊。③测量患者生命体征，评估患者病情，完成入院护理记录。④填写患者入院相关资料。⑤完成入院宣教。⑥帮助或协助患者完成清洁护理。

（2）住院护理：①每 2 小时巡视患者，观察患者病情变化。②根据患者病情，测量生命体征并记录。③根据医嘱，正确实施治疗、给药措施，观察、了解患者的反应。④根据患者病情正确实施专科护理和健康教育及功能锻炼并履行相关告知制度。⑤帮助或协助患者完成生活护理。⑥实施安全护理措施。⑦护理记录符合要求。

（3）出院护理/转归：①遵医嘱转入相应护理级别。②完成出院健康指导。②完成出院护理记录。④患者床单位按出院常规处理。

（四）三级护理

1.原则

（1）生活完全自理且病情稳定的患者。

（2）生活完全自理且处于康复期的患者。

2.护理要求

（1）入院护理：①备好床单位。②安置患者至床旁，通知医师接诊。③测量患者生命体征，评估患者病情，完成入院护理记录。④填写患者入院相关资料。⑤完成入院宣教。⑥指导患者完成清洁护理。

（2）住院护理：①每 3 小时巡视患者，观察患者病情变化。②根据患者病情，测量生命体征并记录。③根据医嘱，正确实施治疗、给药措施，观察、了解患者反应。④根据患者病情正确实施专科护理和健康教育及功能锻炼并履行相关告知制度。⑤护理安全宣教到位。⑥指导患者完成生活护理，保持床单位整洁。⑦护理记录符合要求。

（3）出院护理/转归：①完成出院健康指导。②完成出院护理记录。③患者床单位按出院常规处理。

四、医嘱执行制度

（1）医师下达书面医嘱后，护士应严格执行查对制度，及时、准确执行医嘱。

（2）执行各种医嘱时，护士需检查医嘱内容是否正确，确认无误后在护士执行栏内签名，并填写执行时间。

（3）对有疑问或内容有错误的医嘱，护士应及时与负责医师沟通，确认医嘱无误后方可执行，不可搁置不理。缺少医师签字的医嘱为无效医嘱，需请负责医师签字后方可执行。

（4）输血、试敏等医嘱需双人核对，并由两名护士在护士执行栏内签字执行。毒麻药品医嘱需双人核对，护士在执行栏内签字后执行，并在毒麻药登记本上双人签字。

（5）执行过敏试验的医嘱后，应将结果在括号内标明，阳性用红笔填写（阳性），阴性用蓝笔填写（阴性）。

（6）除抢救患者或手术过程中，护士一般不执行口头医嘱。医师下达的口头医嘱，护士需复诵一遍，经医师核对无误后执行。抢救结束后应及时补记医嘱，护士应保留空药瓶以备查对，并及时在医师补录的医嘱后补签执行时间和名字。

（7）需下一班执行的医嘱，应在护士交班本上写明未执行医嘱的内容、未执行原因、接班者须注意的事项，并严格交接。

（8）整理医嘱后需两人核对后方可执行，护士长每周查对医嘱两次。

五、交接班制度

(一)坚守岗位，履行职责

值班者必须坚守岗位，履行职责，保证各项治疗与护理工作的准确、及时进行。

(二)完成当日工作

值班者必须在交班前完成本班工作，整理好用过的物品，下班前写好交班报告及各项护理记录。

(三)按时交接班

每班必须按时交接班，接班者应提前 15 分钟到岗，在接班者未到或未接清楚前，交班者不得离岗。

(四)认真对待交接班中发现的问题

交接班中如发现问题，应立即查问，接班后发生问题，应由接班者负责，交接班过程中发生问题由交班者负责。

(五)交接班内容

1.患者概况

当日住院患者总数,出院(转科、转院)、入院(转入)、手术(分娩)、危重、死亡人数。

2.重点病情

新入院患者姓名、年龄、入院时间、原因、诊断、阳性症状及体征;手术后患者回病房时间,生命体征,观察及治疗、护理重点;分娩患者的分娩方式;当日准备手术患者的手术名称、麻醉方式、术前准备情况等;危重症患者的生命体征、病情变化、与护理相关的异常指标、特殊用药情况、管路及皮肤状况;死亡患者的抢救经过、死亡时间。

3.特殊检查及治疗

交清已完成特殊检查、治疗后患者的病情;当日准备进行特殊检查、治疗患者的姓名、检查或治疗名称及准备情况。

4.护理要点

针对患者的主要问题,交清观察重点及实施治疗、护理的效果。

5.物品清点

对毒、麻、剧药品,贵重药品,急救药和仪器设备应当面交清并登记签名,如数目不符必须及时与交班护士核对,查明原因,及时补充。

6.床旁交接班

观察新入院患者和危重、抢救、昏迷、大手术、瘫痪患者的意识、生命体征。查看输液情况,皮肤和各种管路的护理情况,特殊治疗及专科护理的执行情况。

(六)巡视病房

交接班护士共同巡视和检查病房清洁、整齐、安静、安全情况。

(七)护士长评价

早交班结束时护士长应对交班内容、工作情况进行综合评价,评价前一日护理措施的效果,提出当日护理工作重点及注意事项;针对交接班中发现的问题提出改进措施,达到持续改进的目的;护士长不定期就交班内容进行提问。

六、危重症患者抢救制度

(1)医护人员发现患者病情危重需抢救时,应立即进行抢救,并通知上级医师或科主任,同时填写危重症患者报告单,送交医务科。

(2)接受成批危重患者(≥3人)抢救时,应在抢救同时报医务科或主管院长。

（3）凡需抢救的危重患者，均由科主任或正、副主任医师负责组织，设专人治疗、护理，根据需要设科或院抢救组。

（4）各科室均应设立抢救室，备齐抢救物品，定期检查抢救设备、药品的完整和功能情况，做好记录。抢救室内的各种物品非经科主任批准不准出室或做他用。

（5）需请院内其他科室协助抢救时，可用电话或去人邀请，应邀请者应及时前往，需邀请院外人员来院抢救时，报医务科解决。

（6）对需要抢救的危重患者，有关医技科室、手术室等应积极主动进行配合，不得以各种理由拒绝或拖延。

（7）严格执行危重患者抢救的交接班制度，实行床旁交接班，负责抢救的医护人员要密切观察病情，及时正确做好各种记录并随时向上级医师、护士长汇报病情和抢救执行情况。

（8）危重患者抢救后，应及时总结经验和教训。

七、危急值报告制度

（1）危急值是指当此种检验结果出现时，表明患者可能正处于有生命危险的边缘状态，临床医师需要及时得到检验信息，迅速给予患者有效的干预措施或治疗，就可能挽救患者生命，否则就有可能出现严重后果，失去最佳抢救机会。

（2）当临床护士接到危急值报告的电话时，经复述无误后，接听护士须在检验危急值结果登记本上进行详细记录，记录内容包括日期、时间（具体到分钟）、患者姓名、科室床号、住院号、检查项目、检查结果、报告者姓名、接电话者签名、汇报医师时间（具体到分钟）、被通知医师签名等项目。

（3）护士接到危急值报告的电话后，立即通知主管医师或值班医师。

（4）护士应及时执行针对危急值所下达的医嘱，相关的标本采集要及时、准确，必要时做好护理记录，实行口头或书面交接班。

八、患者身份识别管理制度

（1）严格执行查对制度，提高医务人员对患者身份识别的准确性，确保所执行的诊疗活动过程准确无误，保障每一位患者的安全。

（2）护士在采血、给药、输液、输血、手术及实施各种介入与有创治疗时，必须严格执行"三查八对"制度，至少同时使用两种患者身份识别的方法，如姓名、年龄，不得仅以病房或床号作为识别的依据。

（3）实施任何介入或有创诊疗活动前,实施者应亲自与患者(或家属)沟通,作为最后确认的手段,以确保对正确的患者实施正确的操作。

（4）建立使用腕带作为识别标识的制度,对手术、昏迷、神志不清、无自主能力的重症患者等,使用腕带作为操作前、用药前、输血前等诊疗活动识别患者的一种有效的手段。

（5）在重症监护病房、手术室、急诊抢救室等科室,使用腕带作为操作前、用药前、输血前等诊疗活动时识别患者的一种必要的手段。

（6）护士在给患者使用腕带标识时,实行双人核对。

九、药品管理制度

(一)按医嘱使用药品

病区内所有基数药品,只能供应住院患者按医嘱使用,其他人员不得私自取用。

(二)药品的专人管理

病区内基数药品应指定专人管理,负责领药、退药和保管工作。

(三)药品的清点检查

每天清点并记录,检查药品,防止积压、变质,如发现有沉淀、变色、过期、标签模糊时,立即停止使用并报药房处理。

(四)抢救药品

抢救药品必须放置在抢救车内,定量、定位放置,标签清楚,每天检查,保证随时急用。

(五)药品的存放

特殊及贵重药品应注明床号、姓名,单独存放并加锁。

(六)药品的冷藏

需要冷藏的药品(如冰干血浆、清蛋白、胰岛素等)要放在冰箱内,以免影响药效。

(七)药物使用

患者的药物专药专用,停药后及时退药。

(八)病区毒、麻药管理要求

（1）病区毒、麻药品只能供应住院患者按医嘱使用,其他人员不得私自取用、借用。

（2）设专柜存放,专人管理,严格加锁,并按需保持一定基数,交接班时,必须交接点清,双方用正楷签全名。

(3)医师开医嘱及专用处方后,方可给该患者使用,使用后保留空安瓿。

(4)建立毒、麻药使用登记本,注明患者姓名、床号、使用药名、药物剂量、使用时间,护士正楷签名。

(5)如遇长期备用医嘱且当患者需要使用时,仍需有医师所开的医嘱、专用处方,并保留空安瓿。

(九)高危药品的存放

高危药品的存放有规范,病区不得混合存放高浓度电解质制剂(包括氯化钾、磷化钾及超过0.9%的氯化钠等)、肌肉松弛剂与细胞毒化等高危药品,必须单独存放,有醒目的标志,并有使用剂量的限制。

十、消毒隔离管理制度

(一)消毒、灭菌监测

为了保证消毒隔离制度的落实,严防交叉感染,必须加强对患者用物、器械等物品的消毒、灭菌效果监测。

(二)专人监测

科室应指定专人负责监测工作,要定期检查、督促消毒隔离及无菌技术操作执行情况。

(三)监测内容

(1)对消毒液的配制方法、剂量、浓度及消毒效果进行监测,每周1~2次。使用中的消毒剂如含氯消毒剂、戊二醛等应每天监测使用浓度,如有浑浊或污染应及时更换。

(2)医院Ⅱ类环境每月做1次空气细菌培养,Ⅲ类环境每季度做1次空气细菌培养,特殊病房随时抽样检查,有报告单备查,如超过正常范围,及时查找原因,重新消毒,并再做培养。

(3)各类无菌物品,如无菌包、无菌器械、无菌持物钳等,每月抽样检测1次,有报告单备查。

(4)每周对高压蒸汽灭菌器进行生物监测,凡新的高压灭菌器必须进行物理、化学和生物监测,生物监测应空载连续3次,合格后方可使用。

(5)无菌包包装要符合要求,应进行包内、包外的化学指示物监测。灭菌物品包装的标识应注明物品名称、包装者、灭菌器编号、灭菌批次、灭菌日期和失效期。

（6）严格执行手卫生制度，每月进行医务人员的手、物体表面监测。

（四）卫生标准要求

（1）层流洁净手术室、层流洁净病房：空气≤10 cfu/m³，物体表面≤5 cfu/cm²，医务人员手≤5 cfu/cm²。

（2）普通病房、产房、婴儿室、早产儿室、普通保护性隔离室、供应室无菌室、烧伤病房、重症监护病房：空气≤200 cfu/m³，物体表面≤5 cfu/cm²，医务人员手≤5 cfu/cm²。

（3）儿科病房、妇产科检查室、注射室、换药室、治疗室、供应室、清洁室、急诊室、化验室、各类普通病房和房间：空气≤500 cfu/m³，物体表面≤10 cfu/cm²，医务人员手≤10 cfu/cm²。

（4）外科、妇产科等手术科室，不得检出铜绿假单胞菌；婴儿室、新生儿病房、产房不得检出沙门菌属。

（5）对工作人员手、物体表面、医疗用品，不得检出沙门菌；凡消毒后的医疗用品，不得检出病原微生物；凡灭菌后的用物不得检出任何微生物。

十一、职业防护制度

（一）加强教育

对临床护理人员加强教育，加深临床护理人员对医疗锐器刺伤的认识及重视，掌握预防医疗锐器刺伤的措施。

（二）了解与锐器伤有关的不规范操作

在临床工作中避免和减少发生锐器伤。

（三）掌握医疗锐器处理原则及方法

减少污染物对环境及工作人员的二次污染。医疗锐器用后应放在固定的坚硬容器内，对重复使用的医疗器具应进行严格的灭菌处理。

（1）在进行侵入性操作时，要保证充足的光线，并注意防止被锐器刺伤或划伤。

（2）手术中传递锐器应使用传递容器，以免损伤医务人员。

（3）禁止重复使用一次性医疗用品，禁止弯曲被污染的针头，禁止用手分离使用过的针具和针管，禁止用手直接接触污染的针头、刀片等锐器，禁止双手回套针帽。

（4）禁止用手直接拿取被污染的破损的玻璃物品。

（5）处理污物时，严禁用手直接抓取污物，尤其是不能将手伸入到垃圾容器中向下按压废物,以免被锐器刺伤。

十二、护理不良事件管理制度

(一)定义

护理不良事件是指在护理过程中发生的、不在计划中、未预计到的或通常不希望发生的意外事件。凡在住院期间发生的跌倒/坠床、静脉输液意外、输血意外、走失、自杀、误吸/窒息、烫伤、意外脱管、意外拔管、分娩意外、意外针刺伤、约束具使用问题、转运过程问题,以及其他与患者安全相关的、非正常的护理意外事件,均属于护理不良事件。

(二)预防

(1)护理部及科室每年至少组织 1 次相关知识培训,使护士了解相关法律法规、规章制度及规范。

(2)工作中严格遵守法律法规、规章制度,规范护理行为。

(3)积极推进不良事件的风险评估,使用提示标识,落实跌倒、压疮、管路滑脱等不良事件的有效防范措施,加强防范意识。

(4)开展积极有效的健康教育,鼓励患者及家属参与自身不良事件的预防管理。

(三)上报

1.上报范围

护理过程中发生,不在计划中、未预计到的或通常不希望发生的事件,包括患者在医院期间发生的跌倒,用药错误,管路滑脱,压疮,识别错误,坠床,护理用品、仪器、输液、输血相关事件,烫伤及其他与患者安全相关的、非正常的护理意外行为,均属于上报范围。

2.上报方式

采取主动上报,全体护士均可通过网络表格、邮箱、电话等各种形式以实名或匿名的方式上报。

3.上报等级与时限

根据患者损伤后果分为 6 个等级,不同损伤等级按照不同时限进行上报。5～6 级不良事件即时上报,由护理部上报主管院长;3～4 级不良事件 24 小时之内上报;0～2 级不良事件 48 小时之内上报。

4.上报要求

按《不良事件报告表》要求及时上报,各级及时审核上报到护理部。匿名上报时可不受《不良事件报告表》内容限制。

(四)处理

(1)发生护理不良事件后,积极采取补救措施,将对患者造成的损伤降至最低。

(2)病区在第一时间组织分析讨论;科室每月进行不良事件分析讨论。

(3)护理部每季度对全院不良事件进行分析总结,提出防范建议。

(4)针对不良事件发生原因修订相关制度与流程,落实改进方案。

(5)不良事件处理流程:积极采取补救措施→第一时间组织分析讨论→找寻、落实改进方案→网上填写不良事件报告单→逐级在规定时间内上报至护理部,有意隐瞒、漏报→与科室绩效结合,并对责任人进行处罚。

(6)对隐瞒、漏报不良事件的科室责任人给予处罚,并纳入护理质量绩效考核。

不良事件分级标准如下。

0 级:事件已发生,但在执行前被制止。

1 级:事件发生并已执行,但未造成伤害。

2 级:轻微伤害,生命体征无改变,需进行临床观察及一般处理。

3 级:中度伤害,部分生命体征有改变,需进一步临床观察及对症处理。

4 级:重度伤害,生命体征明显改变,需提升护理级别及紧急处理。

5 级:永久性功能丧失。

6 级:死亡。

(五)激励

(1)护理意外事件信息上报用于持续质量改进,应鼓励主动上报。

(2)护理意外事件上报坚持无责、主动报告的原则。对主动报告的科室、个人相关信息,护理部将严格保密。

(3)护理部采取多种渠道方便护士上报不良事件,如护理质量管理系统、邮箱等。

(4)对主动上报意外事件和对意外事件首先提出建设性意见的科室或个人给予表扬或奖励,年底护理质量管理评分将酌情加分。

(5)凡发生不良事件但隐瞒不报的科室或个人,一经查实,根据事件具体情况给予相应的处罚,护理质量管理评分将酌情减分。

(6)所有护理人员对发生的不良事件都有主动上报的职责。

第二节 护理相关应急预案

一、住院患者发生误吸时应急处理预案

(1)当患者发生误吸时,护士快速评估,立即使患者采取俯卧位,头低脚高,叩拍背部,尽可能使吸入物排出,并通知医师和其他护士。

(2)采取有效措施和正确手法,及时清理口腔内痰液、呕吐物等。

(3)必要时建立静脉通道,准备好相应的抢救物品及药品。

(4)监测患者生命体征和血氧饱和度,如发现严重发绀、意识障碍及呼吸频率形态异常,及时通知医师,并协助处理。

(5)准确记录,做好交接班。

二、住院患者发生猝死应急处理预案

(1)快速、准确评估患者意识状态及生命体征。

(2)通知医师、护士长及其他当班护士,必要时上报医务部、护理部或院总值班。

(3)立即抢救,给予紧急处理措施,如心肺复苏、给氧、心电监护、建立静脉通路等。

(4)医师到场后,积极配合医师治疗与抢救,遵医嘱给予各种抢救措施。

(5)通知患者家属,如抢救工作紧张可通知住院处,由住院处通知家属。

(6)如患者抢救无效死亡,应等患者家属到院后,再将尸体做进一步安置。

(7)向院总值班或医务部汇报抢救情况及抢救结果。

(8)做好病情记录及抢救记录。

(9)在抢救过程中,要注意对同室患者进行保护。

三、药物引起过敏性休克的应急处理预案

(1)首先切断变应原,如为输液引起,应保留输液通路,更换输液器及液体。

(2)立即通知医师、其他护士及护士长。

(3)协助患者取平卧位,给予吸氧、保暖,安慰患者,使患者积极配合治疗;发生心脏骤停时,立即实施心肺复苏。

(4)建立静脉通路,需要补充血容量时,可同时建立两条静脉通路,备齐各种

抢救仪器和药品。

（5）医师到场后,积极配合医师治疗与抢救,遵医嘱给予各种抢救措施。

（6）密切观察病情变化,包括意识、瞳孔、生命体征、心律、尿量、皮肤黏膜出血、出汗、皮疹等情况,准确、详细记录抢救过程。

（7）保留导致患者发生不良反应的药物和治疗用具,填报药物不良反应监测表。

四、用药错误应急处理预案

（1）发现用药错误时,立即停止给药,报告医师,评估对患者的危害程度,并遵医嘱迅速采取补救措施。

（2）密切观察患者用药错误的不良后果及对症处理的疗效。

（3）及时按《护理不良事件管理制度》进行上报。

五、输血错误应急处理预案

（1）发现输血错误时,立即停止输血,报告医师及护士长。

（2）做好病情观察及抢救准备。

（3）根据输入血量的多少及患者的不良反应程度,按照抢救流程配合医师抢救并做好记录。

（4）保留未输完的血袋,给予患者重新抽取血样进行交叉配血试验,查找出现错误的环节,尽可能地采取补救措施。

（5）及时按《护理不良事件管理制度》进行上报。

六、患者发生输血反应时的应急处理预案

（1）患者发生输血反应时,应立即停止输血,并保留未输完的血袋,以备检验。

（2）报告医师及病房护士长,遵医嘱给予对症处理。

（3）病情紧急的患者准备好抢救药品及物品,配合医师进行紧急治疗,并给予氧气吸入。

（4）密切观察病情变化并做好记录,安慰患者,减少患者焦虑和恐惧。

（5）上报输血科。

（6）怀疑溶血等严重反应时,将保留血袋及患者血样一起送输血科。

（7）加强巡视及病情观察,做好抢救记录。

七、患者发生输液反应应急处理预案

（1）患者发生输液反应时,应立即撤除所输液体,重新更换液体和输液器。

（2）同时报告医师并遵医嘱给药。

（3）情况严重者就地抢救。

（4）及时记录患者的病情变化和护理过程。

（5）及时报告医院感染监控科、无菌物品供应中心、护理部和药剂科。

（6）保留输液器和药液，同时取相同批号的液体、输液器和注射器送检。

八、患者输液过程中发生空气栓塞应急处理预案

（1）发现输液器内出现气体或患者出现空气栓塞症状时，立即阻止空气输入体内，更换输液器或排空输液器内残余空气。

（2）通知主管医师及病房护士长。

（3）将患者安置为左侧卧位和头低脚高位。

（4）密切观察患者病情变化，遵医嘱给予氧气吸入及药物治疗。

（5）病情危重时，配合医师积极抢救。

（6）加强巡视和病情观察，认真记录病情变化及抢救经过，做好交接班。

九、患者输液过程中发生肺水肿应急处理预案

（1）发现患者出现肺水肿症状时，立即停止输液或将输液速度降至最低。

（2）及时与医师取得联系进行紧急处理。

（3）将患者安置为端坐位，双下肢下垂，以减少回心血量、减轻心脏负担。

（4）加压给氧，减少肺泡内毛细血管渗出，同时湿化瓶内加入 20％～30％的乙醇，改善肺部气体交换，缓解缺氧症状。

（5）遵医嘱给予镇静、强心、利尿和扩血管药物。

（6）必要时进行四肢轮流结扎，每隔 5～10 分钟轮流放松一侧肢体止血带，可有效减少回心血量。

（7）认真记录患者抢救过程。

（8）患者病情平稳后，加强巡视，重点交接班。

十、病区标本采集意外事件应急处理预案

（1）本预案所指标本采集意外事件是指各类标本在采集、暂存与运送过程中发生的标本采集错误及标本溶血、标本洒漏、标本容器破损等事件。

（2）接到采集标本发生意外事件的通知，应详细询问、确认事件的具体情况，记录标本采集发生意外事件的患者床号、姓名、意外事件的具体情况，立即查对医嘱，与相关责任人（标本采集执行护士）核实。

(3)事件核实后,护士应立即报告护士长。若为标本溶血、标本洒漏、标本容器破损等情况,向患者及家属做好耐心解释工作,取得配合,重新留取标本。若为标本采集错误,按护理差错相关管理规定逐级上报进行处理。

(4)护士长组织相关人员进行根本原因分析,找出存在问题,采取改进措施。

十一、患者发生管路滑脱时应急处理预案

(1)保持局部伤口的无菌状态,预防感染并及时通知医师。

(2)备好抢救药品和物品。

(3)配合医师行导管再建术的处置,并根据结果进行相应的调整。

(4)严密观察患者病情变化,及时报告医师进行处理,并做好记录。

(5)如患者自行拔除管路,给予患者适宜的约束措施,防止患者再次拔除管路。

(6)对患者及家属进行宣教,使其了解预防导管脱落的意义。

(7)按规定上报护理部。

十二、患者住院期间发生跌倒(坠床)应急处理预案

(1)发现患者不慎跌倒(坠床)后,立即赶到现场,同时通知医师。

(2)对患者情况作出初步判断,测量血压、心率、呼吸,判断患者意识等,必要时采取紧急抢救措施。

(3)医师到场后,协助医师进行检查,为医师提供信息,遵医嘱进行正确处理。

(4)如病情允许,将患者移至抢救室或患者床上。

(5)遵医嘱进行必要的检查及治疗。

(6)向上级领导汇报(夜班通知院总值班)。

(7)协助医师通知患者家属。

(8)认真记录患者坠床/摔倒的经过及抢救过程,密切观察患者病情变化,做好护理记录。

十三、患者发生躁动时的应急处理预案

(1)当患者发生躁动时,立即说服家属并制动约束患者,防止发生意外,并通知医师。

(2)监测生命体征,遵医嘱给予镇静药物,约束制动。

(3)通知家属,向家属交代病情。

(4)做好护理记录。

十四、患者转运途中突然发生病情变化时应急处理预案

(1)患者转运需专人陪同,危重患者转运需有医护人员陪同。

(2)转运途中需仔细观察患者生命体征和病情变化,注意听取患者主诉。

(3)发现患者突然发生病情变化,配合医师立即给予紧急救治。必要时立即将患者送入途中最近的医疗单元实施急救。

(4)及时通知病房主管医师、护士长。必要时报告医务部、护理部或院总值班。

(5)协助医师通知患者家属。

十五、患者有自杀倾向时应急处理预案

(1)发现患者有自杀倾向时,应立即向上级领导汇报。

(2)通知主管医师。

(3)做好必要的防范措施,包括没收锐利物品、锁好门窗,防止意外发生。

(4)通知患者家属,要求 24 小时陪护,家属如需要离开患者时应通知值班护理人员。

(5)详细交接班,同时多关心患者,准确掌握患者的心理状态。

十六、发生火灾应急处理预案

(1)发现火情后立即呼叫周围人员分别组织灭火,同时报告保卫科及上级领导,夜间通知总值班。

(2)根据火势,使用现有的灭火器材,组织人员积极扑救。

(3)火情严重时,拨打"119"报警,并告知准确方位。

(4)关好临近房间的门窗,以减慢火势扩散和蔓延。

(5)将患者撤离、疏散到安全地带,稳定患者情绪,保证患者生命安全。

(6)组织患者撤离时,不要乘坐电梯,应走安全通道。嘱患者用湿毛巾捂住口鼻,尽可能以最低的或匍匐姿势快速前进。

(7)在保证自身安全的情况下,尽可能切断电源,撤除易燃易爆物品,并尽可能抢救贵重仪器设备及重要资料。

十七、护理人员发生针刺伤时的应急处理预案

(1)医护人员在进行医疗操作时应特别注意防止被污染的锐器划伤刺

破，如不慎被乙肝病毒、丙肝病毒、艾滋病病毒［人类免疫缺陷病毒（human immunodeficiency virus，HIV）］污染的尖锐物体划伤刺破时，应立即挤出伤口血液，然后用肥皂和清水冲洗，再用碘酒和酒精消毒，必要时去急诊创伤外科进行伤口处理，根据损伤程度定期进行血源性传播疾病的检查和随访。

（2）被乙肝、丙肝阳性患者血液或体液污染的锐器刺伤后，应在24小时内前往采血室抽血查乙肝病毒抗体和丙肝病毒抗体，必要时同时抽取患者血液进行对比，之后根据检查结果注射乙肝免疫球蛋白。刺伤后1个月、3个月、6个月进行复查。

（3）被HIV阳性患者血液、体液污染的锐器刺伤后，应在24小时内前往采血室抽血查HIV抗体，必要时同时抽取患者血液标本进行对比。受伤后1个月、3个月、6个月定期复查，同时遵医嘱口服拉米夫定1片，每天3次，持续1周，并通知医务部、感染监控科进行登记、上报、追访等。

十八、化疗药物外渗应急处理预案

（1）立即停止化疗药物的输入，可保留头皮针连接注射器，回抽皮下渗液及针头中的液体，然后拔出头皮针。

（2）立即通知主管医师及病房护士长。

（3）根据化疗药物的名称、用量、浓度、输注的方法及患者的穿刺部位，评估外渗药物的量、皮肤颜色、温度、疼痛的性质和程度。

（4）了解患者有无麻醉药物过敏史，协助医师对外渗局部进行处理，防止化疗药液的扩散，减轻局部反应。

（5）抬高患肢，根据化疗药物的性质，封闭24小时，期间局部进行冷敷或热敷，减少外渗化疗药物的吸收。冷敷时每隔15～30分钟取下冰袋休息10分钟，以免冻伤。

（6）避免患处受压，冰敷24小时后可给予50%硫酸镁湿敷，湿敷面积应覆盖外渗部位周边2～3 cm，湿敷时间应保持24小时以上。

（7）外渗部位出现水疱、破溃时，将水疱抽吸干净后进行局部清创、换药。

（8）加强交接班，做好记录，严密观察局部皮肤及组织的变化。

第三节　护理健康教育

一、护理健康教育的程序

(一)评估教育需求

评估是健康教育工作的起点,是教育者发现问题、了解患者需求的有效环节。此阶段工作的重点包括明确患者急需解决的问题、患者最重要的需求、患者是否做好了接受教育的准备、患者学习的能力如何、患者目前具备的条件如何等内容。

(二)确定教育目标

健康教育目标是希望教育活动后患者能够达到的健康状态或行为的结果,也是评价教育效果的一种标准。教育目标的制定应遵循"SMART"原则,即 S(special,特异性)、M(measurable,可测量)、A(achievable,经过努力能达到的或是能完成的)、R(reliability,可靠性)、T(time bound,在明确规定时间内完成)等特征。

(三)制定教育计划

教育计划的制定是一个非常缜密的环节,涉及内容比较全面,是健康教育落实达到教育目标的基础,对教育者而言是很好的能力考验。

(1)教育计划应包含教育时间、地点、受教育对象、主要教育者、教育重点内容、教育方法及应用辅助工具、评价方法等要素及内容。

(2)教育计划制定应体现遵循目标导向原则、鼓励患者积极参与原则、可行性及灵活性等原则。

(四)实施教育计划

教育计划是健康教育的核心环节。此环节除了考验教育者专业技能外,沟通能力也在此环节得以充分展现,特别是一些重要的技巧也会用到。如教育过程中应注重教育信息的双向沟通,给患者提问的机会;适当重复重点内容加深患者的记忆,可以采用不同方式加以强化;使用适宜的教育辅助材料,调动患者参与的热情,同时增加直观性和趣味性;根据疾病特点教育可以设计成不同的形式,以提高健康教育的效果。

(五)评价教育效果

教育效果评价是考核教育效果及目标是否达成的关键环节,是完善和修改教育计划,使教育计划更有针对性地满足患者健康需求的必备过程。评价过程可根据教育内容在不同时间完成,可进行阶段性评价,也可进行结果评价或过程评价。

二、健康教育常见类型

(一)门诊教育

门诊教育是指在门诊就诊期间对患者实施的教育。由于患者所患疾病特点不同,教育方式可灵活选择。

1.教育处方

受就诊时间、空间限制,对于就诊时间短、疾病知识极度缺乏或者记忆力降低的老年患者,教育处方可以以医嘱的形式对患者的行为和生活方式予以指导。

2.候诊教育

在一些条件较好或候诊区相对独立的门诊区域,可针对候诊知识及该科的常见疾病的防治进行相关教育,不仅可以缓解患者就诊等待焦虑的情绪,而且可增加相关疾病的防控知识。

3.随诊教育与管理

随诊教育与管理是非常有效的一种教育管理方式,它具有连续性、延续性的特点。在随诊过程中不仅可根据发现的问题及时给予必要的教育指导,而且还可以做好阶段性评价工作。

4.设立教育门诊

教育门诊是一种新型的教育管理方式,其特点是可为门诊就诊患者提供个体化、有针对性的健康教育。目前它是健康教育系统模式的一种典型代表,也是教育效果最佳的表现形式。

(二)住院教育

住院教育主要目的是提升患者对自身疾病、治疗与护理的认识程度从而提高依从性,巩固住院治疗的效果,提高患者自我管理能力,进一步促进机体康复。

1.入院教育

入院教育是住院教育的起点,其目的在于使住院患者积极调整心态,尽快适应医院环境从而配合治疗和护理。主要内容涉及病房环境、相关制度、与疾病相关的一些风险等。

2.在院教育

在院教育指医护人员在患者住院期间进行的教育。此阶段教育的内容较系统,教育内容往往是循序渐进根据患者健康需要的轻重缓急、治疗护理特点有针对性地选择和实施。涉及内容主要包括疾病的病因、发病机制、症状、并发症、治疗原则、饮食、心理作用等,其主要目的是提高患者的依从性,使其更好地配合治疗。

3.术前及术后教育

术前及术后教育是保证手术效果有效的途径之一。术前教育可有效缓解患者心理压力减少神秘感所带来的焦虑,为手术实施做好相应的准备。术后教育对术后康复、减少并发症意义重大。

4.出院教育

出院教育是延续护理的起点,为患者院外能够实施自我管理奠定良好的基础。出院教育涉及的内容较为广泛,包括患者自身行为管理、药物管理、疾病随诊、家庭支持、社会支持等诸多方面。

三、护理健康教育的内容

护理涉及健康教育的内容与方法与通常意义上的健康教育内容会因教育目的不同略有差异,前者更有针对性,特殊性更加突出,而后者普适性更为明显,因此在教育内容的选择上侧重点会有所不同。

(一)疾病的防治知识

疾病的防治知识是护理健康教育的基本内容。护理人员面对的教育对象多为患者,这些受教育对象往往多患有不同的疾病,为了取得患者的配合提高疾病治愈的速度,做好相关疾病防治知识教育内容的选择至关重要。

(二)各种仪器及器械治疗的知识

随着医学的发展和进步,越来越多的仪器设备应用于临床,为临床带来更多的诊治手段。但是由于患者对一些仪器设备的作用和功能缺乏了解,常常会出现不同程度的问题,对患者和仪器本身造成负面的影响。因此做好仪器使用方面的健康指导,不仅能使患者了解仪器使用的意义,同时可减少使用风险产生的不良后果。

(三)各种检查化验的知识

化验检查是临床常用的一种诊查手段,是体现患者病情状态的客观依据。然而很多患者并不知晓所做化验指标所代表的意义,忽视甚至拒绝医师的建议,因此通过各种检查化验知识的教育一方面可使患者对检验指标意义有所认识;另一方面可使患者通过指标对自身疾病有正确的认识,配合治疗,主动根据自身病情需要完成相关检验,为合理治疗提供依据。

（四）合理用药的知识

药物治疗是最重要的治疗手段，是医护患三方均关注的医疗问题。药物的合理使用是保证患者用药安全、取得最佳治疗效果的基础。合理用药知识的教育可使患者掌握自身用药的作用、意义，积极配合治疗，同时减少患者在院外用药不当造成的风险，提高治疗的安全性。

（五）有利于健康行为与行为训练的知识

健康行为是预防各种疾病、保障生命健康的基础。然而随着经济的发展，人们的生活方式发生了巨大的变化，使得健康行为渐渐被人们所忽视甚至远离，随之引起各种急慢性疾病的暴发。然而很多人包括患者对健康行为对疾病影响的意义并不了解或知之甚少，因此开展这方面的教育意义重大，它可切断疾病发生的根源，减少疾病复发。

四、健康教育常用的方法

（一）一对一教育

一对一教育目前是临床中非常有效的一种教育手段。它可以根据患者实际需求进行"量身定制"，目的性强，在征集患者存在健康问题的基础上，能够根据患者意愿确定优选问题并与患者共同制定教育计划、干预措施及目标，有的放矢解决患者存在的问题。

（二）小组教育

小组教育是目前在临床中常用的一种教育模式，与一对一教育相比既能节省教育者人力同时又能覆盖较多的被教育者。在教育过程中可以将大家感兴趣的同一主题或内容进行讨论，达成共识并分享经验。

（三）集体教育

集体教育常见的形式多为大课堂教育，它可覆盖更多更广的人群，有一定的声势会产生较大的影响力。

（四）同伴支持教育

同伴支持教育是近年来比较有影响力的一种教育模式，其特点是将有相似或相同病情或疾病经历的患者组织在一起，相互之间无等级，他们可将共同的疾病经历和感受进行分享，做到彼此聆听、自由讨论，进而产生共鸣。

由于健康教育所处的环境不同，面对的教育对象也各有差异，因此健康教育方法的选择也应因人而异、因地制宜。健康教育的方法也不是单一的，必要时可以评估患者具体情况和需求，将几种方法结合在一起使用，达到取长补短的作用，使健康教育的效果达到最大化。

第二章

常用护理技术

第一节 口服给药

一、目的

(1)协助患者遵照医嘱,安全、正确地服下药物,从而减轻症状、治疗疾病,维持正常生理功能。

(2)协助诊断和预防疾病。

二、评估

(一)评估患者

(1)双人核对医嘱。

(2)核对床号、姓名、病历号和腕带(请患者自己说出床号和姓名)。

(3)评估患者病情、意识状态、是否留置鼻胃管、有无吞咽困难、呕吐、禁食、生命体征和血糖情况等。

(4)评估患者对服药相关知晓、心理反应和合作程度。

(二)评估环境

安静整洁,宽敞明亮。

三、操作前准备

(一)人员准备

仪表整洁,符合要求。洗手、戴口罩。

(二)物品准备

发药车上层放置口服药单、药盘、药物、药杯(必要时准备药匙、量杯、滴管、吸水管等)、温开水、治疗巾,以上物品符合要求,均在有效期内。发药车下层放置生活垃圾桶、医疗废物桶、含有效氯 500 mg/L 的消毒液桶。

四、操作程序

(1)按发药时间携用物推车至患者床旁,将口服药单与床号、姓名、病历号和腕带核对(请患者自己说出床号和姓名)。

(2)协助患者摆舒适体位,保证水温适宜,再将口服药发给患者。

(3)协助患者服药,并确认患者服下。

(4)发药后,应再次核对口服药单和患者信息,在发药单上签名和记录发药时间。

(5)告知患者服药后注意事项,如有不适及时呼叫,将信号灯放在触手可及处。

(6)将使用后的口服药杯放进含有效氯 500 mg/L 消毒液桶内。

(7)用快速手消毒剂消毒双手,推车回治疗室,按医疗废物处理原则处理用物。

五、注意事项

(1)注意药物之间的配伍禁忌。

(2)用温开水而不用茶水服药。

(3)对牙齿有腐蚀作用的药物应用吸水管吸服后漱口。

(4)吞服缓释片、肠溶片、胶囊时不可嚼碎。

(5)舌下含片应放舌下或两颊黏膜与牙齿之间待其溶化。

(6)一般情况下,健胃药宜在饭前服,助消化药和对胃黏膜有刺激性的药物宜在饭后服,催眠药在睡前服,驱虫药在空腹或半空腹服用。

(7)抗生素和磺胺类药物需在血液内保持有效浓度,应准时服药。

(8)服用对呼吸道黏膜起安抚作用的药物后不宜多饮水。

(9)某些磺胺类药物经肾脏排出,尿少时易析出结晶堵塞肾小管,服药后多饮水。

(10)服强心苷类药物时需加强对心率、心律的监测,脉率低于 60 次/分或心律不齐时应暂停服用,并告知医师。

(11)不能吞咽的患者和鼻饲患者,将药研碎后溶解,从胃管注入,注入前后用少许温开水冲净胃管,并记录。

(12)当患者外出不在病房时,须在其床头桌上放置提示牌,提醒患者回病室后与护士联系,及时补发药物并在相应位置上签字,补发药物时核对过程同发药程序。

第二节 皮 下 注 射

一、目的

（1）注入小剂量药物，用于不宜口服给药而需在一定时间内发生药效时。

（2）预防接种。

（3）局部供药，如局部麻醉用药。

二、评估

（一）评估患者

（1）双人核对医嘱。

（2）核对患者床号、姓名、病历号和腕带（请患者自己说出床号和姓名）。

（3）评估患者病情、意识状态、配合能力、用药史、过敏史、不良反应史等。

（4）向患者解释操作目的和过程，取得患者配合。

（5）查看注射部位皮肤情况（皮肤颜色，有无皮疹、感染）。

（6）协助患者取舒适坐位或卧位。

（二）评估环境

安静整洁，宽敞明亮，必要时遮挡。

三、操作前准备

（一）人员准备

仪表整洁，符合要求。洗手，戴口罩。

（二）按医嘱配制药液

（1）操作台上放置注射盘、纸巾、无菌治疗巾、无菌镊子、2 mL 注射器、医嘱用药液、安尔碘、75％乙醇、无菌棉签。

（2）双人核对药液标签、药名、浓度、剂量、有效期、给药途径。

（3）检查瓶口有无松动，瓶身有无破裂，药液有无混浊、沉淀、絮状物和变质。

（4）检查注射器、安尔碘、75％乙醇、无菌棉签等，包装无破裂，在有效期内。

（5）按正规操作抽吸药液，并贴好标识，置于无菌盘内。

（6）再次核对药液，记录时间并签字。

（三）物品准备

治疗车上层放置无菌盘（内置抽吸好的药液）治疗盘（安尔碘、75%乙醇）、注射单、快速手消毒剂，以上物品符合要求，均在有效期内。治疗车下层放置生活垃圾桶、医疗废物桶、锐器桶。

四、操作程序

（1）携用物推车至患者床旁，核对床号、姓名、病历号和腕带（请患者自己说出床号和姓名）。

（2）根据注射目的选择注射部位（上臂三角肌下缘、两侧腹壁、后背、股前侧和外侧等）。

（3）常规消毒皮肤，待干。

（4）二次核对患者床号、姓名和药名。

（5）排尽空气；取干棉签夹于左手示指与中指之间。

（6）一手绷紧皮肤，另一手持注射器，示指固定针栓，针头斜面向上，与皮肤成 30°～40°角（过瘦患者可捏起注射部位皮肤，并减少穿刺角度）快速刺入皮下，深度为针梗的 1/2～2/3；松开紧绷皮肤的手，抽动活塞，如无回血，缓慢推注药液。

（7）注射完毕用无菌干棉签轻压针刺处，快速拔针后按压片刻。

（8）再次核对患者床号、姓名和药名，注射器按要求放置。

（9）协助患者取舒适体位，整理床单位，并告知患者注意事项。

（10）快速手消毒剂消毒双手，记录时间并签字。

（11）推车回治疗室，按医疗废物处理原则处理用物。

（12）洗手，根据病情书写护理记录单。

五、注意事项

（1）遵医嘱和药品说明书使用药品。

（2）长期注射者应注意更换注射部位。

（3）注射中、注射后观察患者不良反应和用药效果。

（4）注射＜1 mL 药液时须使用 1 mL 注射器，以保证注入药液剂量准确无误。

（5）持针时，右手示指固定针栓，但不可接触针梗，以免污染。

（6）针头刺入角度不宜超过 45°，以免刺入肌层。

（7）尽量避免应用对皮肤有刺激作用的药物作皮下注射。

(8)若注射胰岛素时,需告知患者进食时间。

第三节　输液泵使用

一、目的

(1)精确控制单位时间内静脉输液的量。

(2)持续监测静脉输液过程中的各种异常情况,提高输液安全性。

二、评估

(一)评估患者

(1)双人核对医嘱。

(2)核对患者床号、姓名、病历号和腕带(请患者自己说出床号和姓名)。

(3)评估患者病情、年龄、意识状态和配合能力。

(4)评估患者穿刺部位皮肤和血管情况:皮肤完整,血管有弹性。

(5)向患者解释操作目的和过程,取得患者配合。

(6)询问患者是否需要去卫生间。

(7)备好输液架于床旁,并告知患者下床时注意安全。

(二)评估环境

安静整洁,宽敞明亮;床旁有电源,电源设备完好。

三、操作前准备

(一)人员准备

仪表整洁,符合要求。洗手,戴口罩。

(二)输液泵检查

接通输液泵电源,检查输液泵处于完好备用状态。核对根据医嘱所配制的药液,药液包装完好、无混浊、无沉淀、在有效期内。

(三)药液配制

遵医嘱配制药液。

(四)物品准备

治疗车上层放置输液泵、药液袋,治疗盘内放安尔碘、无菌棉签、输液胶贴、排液用小碗、备用输液器(泵管)和头皮针各 1 套,止血带、输液垫巾、输液泵、快速手消毒剂、输液巡视卡。以上物品符合要求,均在有效期内。治疗车下层放置医疗废物桶、生活垃圾桶、锐器桶、含有效氯 500 mg/L 的消毒液桶。

四、操作程序

(1)携用物推车至患者床旁,核对患者床号、姓名、病历号和腕带(请患者自己说出床号和姓名)。

(2)将输液泵固定在输液架上,接通电源。

(3)将输液袋挂在输液架上,取下输液器外包装,取出输液器,排气管弃于锐器桶内,输液袋外包装弃于生活垃圾桶内。拧紧头皮针与输液器连接处,打开水止,常规排气,气体通过过滤器至输液器头皮针上方,关闭水止。

(4)打开输液泵门,将输液器茂菲小壶下段输液管部分正确安装在输液泵内,关闭输液泵门。

(5)打开输液泵电源开关,根据医嘱调节输液速度和预定输液量(须经双人核对)。

(6)备好输液胶贴于治疗盘内侧,协助患者取舒适卧位。

(7)暴露患者穿刺部位皮肤,将输液垫巾垫于穿刺部位下方,取出止血带垫于穿刺部位下方,系好止血带,止血带位于穿刺点上方 7.5～10.0 cm 处。

(8)安尔碘棉签消毒穿刺部位皮肤,以穿刺点为中心,由内向外螺旋式旋转擦拭消毒皮肤,直径>5 cm,棉签用后弃于医疗废物桶内。

(9)再次核对患者床号、姓名和药名。

(10)松开水止,撤去头皮针护帽弃于生活垃圾桶内,启动输液泵,排净输液器下端气体于小碗内,暂停输液泵。

(11)嘱患者握拳,使静脉充盈,绷紧穿刺部位皮肤进针,见回血后再将针头沿静脉送入少许,松开止血带,嘱患者松拳。

(12)护士以拇指固定头皮针翼,用第 1 条胶贴固定头皮针翼,启动输液泵,再取一条带无菌敷料的胶贴贴于穿刺点处,第 3 条胶贴固定好过滤器上方的输液器,第 4 条胶贴固定盘好的头皮针导管,4 条胶贴平行贴放,不得重叠。

(13)将输液垫巾与止血带对折取出,将垫巾弃于生活垃圾桶,止血带泡入含有效氯 500 mg/L 消毒液桶内。

(14)再次观察回血,确保输液通畅。整理患者衣物和床单位,观察患者有无输液反应,将呼叫器放于患者枕边。

(15)快速手消毒剂消毒双手,再次核对患者床号、姓名和药名,书写输液巡视卡并签字,将输液巡视卡挂于输液架上。

(16)推车回治疗室,按医疗废物处理原则处理用物。

(17)洗手,在输液卡上签字并记录时间。书写护理记录单。

五、注意事项

(1)正确设定输液速度和其他必须参数,防止设定错误延误治疗。

(2)随时查看输液泵的工作状态,及时排除报警、故障,防止液体输入失控。

(3)注意观察患者穿刺部位皮肤情况,防止发生液体外渗,出现外渗及时给予相应处理。

(4)使用输液泵输液时,应先确定输液通畅,然后再输入药物。

第四节　静脉血标本采集

一、目的

(1)留取全血标本。

(2)留取血清标本。

(3)留取血培养标本,培养检测血液中的病原菌。

二、评估

(一)评估患者

(1)双人核对医嘱。

(2)核对患者床号、姓名、病历号和腕带(请患者自己说出床号和姓名)。

(3)评估患者寒战或发热的高峰时间。

(4)评估患者病情和年龄、临床诊断、抗生素使用情况、意识状态和配合能力。

(5)评估穿刺部位皮肤、血管状况和肢体活动度。

(6)向患者解释操作目的、方法、注意事项和指导患者配合。

(二)评估环境

安静整洁,宽敞明亮。

三、操作前准备

（一）人员准备

仪表整洁，符合要求。洗手，戴口罩。

（二）物品准备

治疗车上层放置治疗盘（内置无菌棉签、安尔碘、排液小碗）、止血带、采血垫巾、一次性注射器 2 支或真空采血器 2 套、血培养瓶 1 个或一次性真空血培养瓶 1 个、血培养单、快速手消毒剂、按需要准备酒精灯和火柴，以上物品符合要求，均在有效期内。治疗车下层放置医用废物桶、生活垃圾桶、锐器盒。

四、操作程序

（一）核对患者信息

携用物推车至患者床旁，操作者拿化验单、标本容器与患者核对床号、姓名、病历号和腕带（请患者自己说出床号和姓名）。

（二）协助患者摆好体位

协助患者取安全舒适体位，暴露穿刺部位，穿刺部位下方铺垫巾，取出止血带垫于穿刺部位下方。

（三）消毒皮肤

取出干棉签，常规消毒皮肤，消毒后的棉签置于医疗废物桶内。

（四）放置止血带

系好止血带，止血带距进针部位 7.5～10.0 cm。

（五）注射器采血

（1）持一次性注射器，将针头旋紧。

（2）取一根干棉签夹于右手中指与环指间备用。

（3）再次核对患者床号和姓名。

（4）右手持注射器，嘱患者握拳，穿刺、抽血，按静脉注射法行静脉穿刺，见回血后抽取所需血量。

（5）抽血完毕，松止血带，嘱患者松拳，迅速拔出针，按压局部 1～2 分钟。

（6）将血液注入标本容器。

全血标本：取下针头，将血液沿管壁缓慢注入盛有抗凝剂的试管内，使血液与抗凝剂充分混匀。

血清标本：取下针头，将血液沿管壁缓慢注入干燥试管内。

血培养标本：先除去密封瓶铝盖中心部分，常规消毒瓶塞，更换针头后将血液注入瓶内,轻轻摇匀。如有培养瓶需要打开瓶盖注入血液,点燃酒精灯,血培养的瓶口在酒精灯火焰上消毒,取下针头后将血液缓缓注入标本容器,旋紧瓶塞,轻轻摇匀。

(六)用物处理

(1)棉签放于医疗废物桶内,针头直接放入锐器盒内,将采血器浸泡于含有效氯 500 mg/L 消毒液中。

(2)对折取出止血带与垫巾,垫巾放入生活垃圾桶,将止血带浸泡于含有效氯 500 mg/L 消毒液中。

(七)协助患者恢复体位

协助患者恢复舒适体位,整理床单位,呼叫器放于患者枕边,并做好解释工作。

(八)穿刺后消毒

快速手消毒剂消毒双手,推车回治疗室,整理用物。

(九)送检

洗手,脱口罩,及时送检血标本。

五、注意事项

(1)严格执行查对制度和无菌操作制度。

(2)血培养瓶应在室温下避光保存。

(3)根据是否使用过抗生素,准备合适的需氧瓶和厌氧瓶。

(4)间歇性寒战者应在寒战或体温高峰前取血;当预测寒战或高热时间有困难时,应在寒战或发热时尽快采集血培养标本。

(5)已使用过抗生素治疗的患者,应在下次使用抗生素前采取血培养标本。

(6)血标本注入厌氧菌培养瓶时,注意勿将注射器中空气注入瓶内。

(7)两次血培养标本采集时间至少间隔 1 小时。

(8)经外周穿刺的中心静脉导管采取血培养标本时,每次至少采集 2 套血培养,其中 1 套从独立外周静脉采集,另一套从导管采集。2 套血培养的采血时间必须接近(<5 分钟),并做好标记。

(9)一次性真空血培养瓶的采集方法同真空静脉采血方法。

第五节　咽拭子标本采集

一、目的

取咽部和扁桃体分泌物做细菌培养或病毒分离,以协助诊断。

二、评估

(一)评估患者

(1)双人核对医嘱,标签贴于标本容器上。

(2)核对患者床号、姓名、病历号和腕带(请患者自己说出床号和姓名)。

(3)评估患者的病情、意识状态、治疗情况,心理状态和配合能力。

(4)向患者和家属解释标本采集的目的、方法、注意事项和配合要点。

(二)评估环境

安静整洁,宽敞明亮,室温适宜,光线充足。

三、操作前准备

(一)人员准备

仪表整洁,符合要求。洗手,戴口罩。

(二)物品准备

治疗车上层放置无菌咽拭子培养管、酒精灯、火柴、压舌板(必要时使用)、手电筒、化验单、快速手消毒剂,以上物品符合要求,均在有效期内。治疗车下层放置生活垃圾桶、医疗废物桶。

四、操作程序

(1)携用物推车至患者床旁,操作者拿化验单与患者核对床号、姓名、病历号和腕带(请患者自己说出床号和姓名)。

(2)协助患者取安全舒适体位。

(3)点燃酒精灯,嘱患者张口发"啊"音,暴露咽喉,用培养管内的消毒长棉签擦拭两侧腭弓和咽、扁桃体上的分泌物。

(4)试管口在酒精灯火焰上消毒,然后将留取好标本的棉签快速插入试管中,塞紧。

(5)再次核对患者床号和姓名。

(6)快速手消毒剂消毒双手,推车回治疗室,及时送检。

(7)洗手,按要求书写护理记录单。

五、注意事项

(1)避免交叉感染。

(2)做真菌培养时,须在口腔溃疡面上采集分泌物。

(3)注意棉签不要触及其他部位,防止污染标本,影响检验结果。

(4)避免在进食后2小时内留取标本,以防呕吐。

第六节　痰标本采集

一、目的

(一)常规痰标本

检查痰液中的细菌、虫卵或癌细胞等。

(二)痰培养标本

检查痰液中的致病菌,为选择抗生素提供依据。

(三)24小时痰标本

检查24小时的痰量,并观察痰液的性状,协助诊断或做浓集结核分枝杆菌检查。

二、评估

(一)评估患者

(1)双人核对医嘱。核对化验条码后贴在标本瓶上。

(2)评估患者的年龄、病情、治疗、排痰情况和配合程度。

(3)评估患者口腔黏膜有无异常。

(4)观察痰液的颜色、性质、量、分层、气味、黏稠度和有无肉眼可见的异常物质等。

(5)向患者解释操作目的、方法、注意事项和指导患者配合。

(二)评估环境

安静整洁,宽敞明亮,必要时遮挡。

三、操作前准备

(一)人员准备

仪表整洁,符合要求。洗手,戴口罩。

(二)物品准备

根据检验目的的不同治疗车上层放置痰盒或无菌痰盒、漱口溶液或广口大容量集痰瓶、漱口杯、快速手消毒剂。如患者无力咳嗽或不合作者,准备集痰器、吸引器、吸痰管、一次性无菌手套,以上物品符合要求,均在有效期内。治疗车下层放置生活垃圾桶、医疗废物桶。

四、操作程序

(一)核对患者信息

携用物推车至患者床旁,操作者拿化验单与患者核对床号、姓名、病历号和腕带(请患者自己说出床号和姓名)。

(二)协助患者摆好体位

协助患者取安全舒适体位。

(三)收集痰标本

1.常规标本

(1)自行咳痰采集法:晨痰为佳,用冷开水漱口,深吸气数次后用力咳出气管深部痰液置于痰盒中,标本量不少于1 mL,痰量少或无痰患者可用10%盐水雾化吸入后,将痰液咳出。

(2)无力咳痰或不合作者:取合适体位,叩击胸背部,集痰器分别连接吸引器和吸痰管吸痰,置痰液于集痰器中。

2.痰培养标本

(1)自行咳痰采集法:晨起、漱口,深呼吸数次后用力咳出气管深处的痰液置于无菌痰盒。

(2)无力咳痰或不合作者:取合适体位,叩击胸背部,集痰器分别连接吸引器和吸痰管吸痰,置痰液于集痰器中。

3.24小时痰标本

(1)晨起(7时)漱口后第一口痰起至次晨(7时)漱口后第一口痰止。在广口集痰瓶内加入少量清水。患者起床后漱口后第一口痰液开始留取,至次日晨起床后最后一口痰结束,全部痰液留入集痰瓶内,记录痰标本总量、外观和性状。

(2)无力咳痰或不合作者:患者取适当半卧位,先叩击患者背部,然后将集痰

35

器与吸引器连接,抽取痰液 2~5 mL 于集痰器内。

(四)再次核对患者信息

再次核对患者床号和姓名。

(五)送检

快速手消毒剂消毒双手,推车回治疗室,及时送检。

(六)记录

洗手,按要求书写护理记录单。

五、注意事项

(1)除 24 小时痰培养标本外,痰液收集时间宜选择在清晨。

(2)查痰培养和肿瘤细胞的标本应及时送检。

(3)避免在进食后 2 小时内留取咽拭子,以防呕吐,棉签不要触及其他部位以免影响检验结果。

(4)告知患者避免唾液、漱口水、鼻涕等混入痰中。

第七节 尿培养标本采集

一、目的

明确尿液中致病菌,为临床诊断和治疗提供依据。

二、评估

(一)评估患者

(1)双人核对医嘱。

(2)核对患者床号、姓名、病历号和腕带(请患者自己说出床号和姓名)。

(3)评估患者病情和年龄、临床诊断、意识状态和配合能力。

(4)评估患者排尿时间和次数,目前是否使用抗生素。

(5)向患者解释操作目的、方法、注意事项和指导患者配合。

(二)评估环境

安静整洁,宽敞明亮,必要时遮挡。

三、操作前准备

(一)人员准备

仪表整洁,符合要求。洗手,戴口罩。

(二)物品准备

治疗车上层放置碘伏、无菌治疗盘、棉球、无菌标本瓶、酒精灯、火柴、持物钳、一次性手套,以上物品符合要求,均在有效期内。治疗车下层放置生活垃圾桶、医疗废物桶。

四、操作程序

(1)携用物推车至患者床旁,操作者拿化验单与患者核对床号、姓名、病历号和腕带(请患者自己说出床号和姓名)。

(2)嘱患者用清水、肥皂清洁外阴。

(3)用 0.05% 碘伏溶液将无菌治疗盘中的棉球浸湿,放置于无菌盘中备用。

(4)携用物推车至患者床旁,核对患者核对床号、姓名、病历号和腕带(请患者自己说出床号和姓名)。

(5)护士关闭门窗,拉好隔帘,注意保护患者隐私。

(6)嘱患者平卧位,双腿屈起外展暴露会阴部。护士为患者进行局部消毒 2 次,并注意患者保暖。

(7)点燃酒精灯,护士戴一次性手套用持物钳夹住无菌标本瓶消毒标本瓶口,嘱患者排一部分尿于便盆中,护士持无菌瓶留取患者中段尿液,尿量 >10 mL。燃烧瓶口消毒后盖紧瓶盖,立即送检。

(8)安置好患者,协助患者穿衣保暖。

(9)快速手消毒剂消毒双手,推车回治疗室,整理用物,及时送检。

五、注意事项

(1)严格执行无菌操作。

(2)尿液收集要新鲜,放置时间不宜超过 1 小时,否则细菌大增,出现假阳性。

(3)膀胱内尿液停留时间短(<6 小时),或饮水太多稀释了尿中细菌,会影响结果的正确性。

(4)中段尿收集不符合标准,外阴消毒对尿培养影响很大,消毒液过多而混入尿标本,抑制了细菌生长,出现假阴性结果,留取尿液时瓶口不要被会阴部皮肤污染。

（5）尿培养前曾使用抗菌药物,可出现假阴性。

（6）采集尿液,最好留清晨第一次尿液。

第八节 中医特色护理技术

一、毫针刺法

毫针为古代"九针"之一,因其针体微细,故又称"微针""小针"。毫针刺法是古今临床运用最广泛的一种针刺方法。

(一)适用范围

毫针刺法的应用范围很广,能治疗内、外、妇、儿、五官等各科病证,尤其是各种痛证,如头痛、胁痛、胃脘痛、腹痛、腰痛、痛经、牙痛、咽喉肿痛等,效果迅速而显著。

(二)毫针的结构、规格、检修

1.毫针的结构

大多由不锈钢丝制成,也有用金、银或合金制成的。分为五个部分:针尖、针身、针根、针柄、针尾。

2.毫针的规格

毫针的规格主要以针身的直径和长度加以区别。临床上以粗细为 28～30 号(0.32～0.38 mm),长短为 1～3 寸(25～75 mm)者最常用。

3.毫针的检修

针尖不可有钩曲或卷毛,应圆而不钝,尖而不锐,形如松针;针身不可有锈蚀弯曲,应光滑挺直,坚韧而富有弹性。针根与针柄应连接牢固,不能有松动或剥蚀现象。针柄以金属丝缠绕紧密均匀为佳,不可过长或过短。

(三)用物准备

治疗盘、一次性毫针、皮肤消毒液、无菌干棉球、镊子、弯盘,必要时备浴巾、垫枕、屏风等。

(四)操作方法

1.体位

体位以操作者方便取穴,患者舒适,便于留针为原则。临床常用的体位有仰卧位、侧卧位、俯卧位、仰靠坐位、俯伏坐位、侧伏坐位等。

2.进针法

右手称"刺手",左手称"押手"。

(1)单手进针法:只用刺手将针刺入穴位。以右手拇指、示指夹持针柄,中指指端靠近穴位,指腹抵住针身下端,当拇、示指向下用力时,中指随之屈曲,针尖迅速刺透皮肤,或采用夹持针柄进针法、夹持针身进针法。

(2)双手进针法。①指切进针法:以左手拇指指甲端切按在穴位旁,右手持针,紧靠左手指甲,将针刺入皮肤。适用于短针的进针,临床最常用。②夹持进针法:以左手拇、示二指夹持消毒干棉球,夹住针身下端,将针尖对准所刺穴位,右手捻动针柄,三指同时用力,将针刺入。适用于长针的进针。③提捏进针法:以左手拇、示二指将针刺部位的皮肤捏起,右手持针从捏起部的上端将针刺入。适用于皮肉浅薄部位的进针。④舒张进针法:以左手拇、示二指将针刺部位的皮肤向两侧撑开绷紧,右手将针从左手拇、示二指的中间刺入。适用于皮肤松弛或有褶皱部位(如腹部)的进针。

3.针刺的角度、方向和深度

(1)针刺的角度:是指进针时针身与所刺部位皮肤表面形成的夹角,主要依腧穴所在部位的解剖特点和治疗要求而定。①直刺:针身与皮肤成90°角,垂直刺入,适用于人体大部分腧穴,可深刺或浅刺,尤其是肌肉丰厚的腰、臀、腹、四肢部位的腧穴。②斜刺:针身与皮肤成45°角,倾斜刺入,适用于骨骼边缘的腧穴,或内有重要脏器不宜深刺部位的腧穴。③横刺:又称平刺或沿皮刺。针身与皮肤成15°角,横向刺入,适用于皮肤特别浅薄的腧穴。

(2)针刺的方向:是指进针时和进针后针尖所朝的方向,简称针向。一般根据经脉循行方向、腧穴部位特点和治疗的需要而定。有时为使针感到达病所,可将针尖方向对准病痛部位。顺经而刺为补法,逆经而刺为泻法。

(3)针刺的深度:是指针身刺入腧穴部位的深浅程度。一般以既有针感又不伤及重要脏器为原则。

4.行针与得气

(1)行针:又名"运针",是指进针后为了使患者产生针刺感应而施行的各种针刺手法。基本手法有以下两种。

提插法:提针与插针的结合应用,即针尖刺入腧穴一定深度后,施行上下进退的操作方法。

捻转法:是将针刺入腧穴一定深度后,用拇指与示指、中指夹持针柄做一前一后、左右交替旋转捻动的动作。

(2)针感:又称"得气",是指针刺入腧穴后,针刺部位产生的酸、胀、重、麻等感觉,并从局部向一定方向传导,以及操作者针下的沉紧感。

5.补泻手法

补法泛指能鼓舞人体正气,使低下的功能恢复旺盛的方法。泻法泛指能疏泄病邪,使亢进的功能恢复正常的方法。补泻效果的产生主要取决于机体的功能状态、腧穴的特性、针刺的手法。针刺手法是产生补泻作用的主要手段,一般轻刺激量为补,重刺激量为泻,中等刺激量为平补平泻。

(1)补法:进针慢而浅,提插、捻转幅度小,频率慢,用力轻,留针后不捻转,出针后多揉按针孔。多用于虚证。

(2)泻法:进针快而深,提插、捻转幅度大,频率快,用力重,留针时间长,并反复捻转,出针后不揉按针孔。多用于实证。

(3)平补平泻:进针深浅适中,采用均匀的提插、捻转,幅度、频率中等,进针、出针用力均匀。适用于一般患者。

6.留针与出针

(1)留针:使针留置穴内一定时间称留针。目的是加强针刺持续作用和便于继续行针。一般留针时间为10~20分钟。对一些顽固性、疼痛性、痉挛性疾病,须增加留针时间,可延长至1小时至数小时,并间歇予以行针,保持一定刺激量,以增强疗效。

(2)出针:用左手持无菌干棉球按住针孔周围皮肤,右手持针柄轻微捻针,缓缓退至皮下,然后迅速拔出。出针后清点针数防止遗漏,患者稍休息后再活动。

(五)针刺意外的护理与预防

1.晕针

在针刺过程中患者出现头晕目眩,面色苍白,胸闷心慌,恶心,甚至四肢厥冷,出冷汗,脉搏微弱或神志昏迷,血压下降,大便失禁等晕厥现象,称为晕针。

(1)原因:多见于初次接受治疗的患者,可因精神紧张,体质虚弱,过度劳累、饥饿,或大汗、大泻、大失血后,或体位不适,或操作者手法过重,刺激量过大而引起。

(2)护理:立即停止针刺,将针迅速取出。患者平卧,头部放低,松开衣带,注意保暖。清醒者给饮温开水或糖水,即可恢复。如已发生晕厥,用指掐或针刺急救穴,如水沟、素髎、内关、足三里,灸百会、关元、气海等穴。若症状仍不缓解,可配合其他急救措施。

(3)预防:对初次接受针治者,要做好解释工作,解除恐惧、紧张心理;正确选取舒适持久的体位,尽量采用卧位,选穴宜少,手法要轻;对劳累、饥饿、大渴的患者,应嘱其休息、进食、饮水后再予针治;针刺过程中,应随时注意观察患者的神色,询问其感觉,有头晕、心慌时应停止操作或起针,让患者卧床休息。此外,应注意室内空气流通,消除过冷、过热等因素。

2.滞针

在针刺入腧穴后,操作者感觉针下涩滞,捻转、提插、出针均感困难,而患者则感觉疼痛的现象。

(1)原因:患者精神紧张,针刺后局部肌肉强烈挛缩,或因行针时捻转角度过大、过快和持续单向捻转等,而致肌纤维缠绕针身所致。

(2)护理:嘱患者消除紧张,使局部肌肉放松,操作者揉按穴位四周,或弹动针柄。如仍不能放松时,可在附近再刺一针,以宣散气血、缓解痉挛,将针起出。若因单向捻针而致者,需反向将针捻回。

(3)预防:对精神紧张及初诊者,应先做好解释工作,消除顾虑。进针时应避开肌腱,行针手法宜轻巧,捻转角度不宜过大、过快,避免连续单向捻转。

3.弯针

弯针是指进针时或将针刺入腧穴后,针身在体内发生弯曲的现象。

(1)原因:进针手法不熟练,用力过猛、过快;或针下碰到坚硬组织;或因患者在留针过程中改变了体位;或因针柄受外力碰撞;或因滞针处理不当。

(2)护理:发生弯针后,切忌用力捻转、提插。应顺着针弯曲的方向将针慢慢退出,若患者体位改变,则应嘱患者恢复原来的体位,使局部肌肉放松,再行退针。

(3)预防:操作者手法要熟练,指力要轻巧,避免进针过猛、过速。患者的体位要舒适,留针期间不得随意变动体位。针刺部位和针柄不得受外物碰压。

4.断针

断针又称折针,是指针体折断在人体内。

(1)原因:针具质量差,或针身、针根有剥蚀损伤,术前疏于检查;或针刺时将针身全部刺入,行针时强力提插、捻转;或留针时患者体位改变;或遇弯针、滞针未及时正确处理,并强力抽拔;或因外物碰压。

(2)护理:嘱患者不要惊慌,保持原有体位,以免残端向深层陷入。若断针尚有部分露于皮肤之外,可用镊子或血管钳拔出。若断端与皮肤相平,可轻轻下压周围组织,使针体显露再拔。若折断部分全部深入皮下,需要在 X 线下定位,手术取出。

(3)预防:针刺前仔细检查针具,不符合要求者剔除不用;针身不可全部刺入;避免过猛过强的捻转、提插;针刺和留针时患者不能随意更换体位;发生弯针、滞针时应及时处理,不可强行硬拔。

5.血肿

血肿是指针刺部位出现的皮下出血而引起肿痛的现象。表现为出针后皮肤青紫或肿起,局部疼痛。

(1)原因:针尖弯曲带钩,使皮肉受损,或刺伤血管所致。

(2)护理:若微量的皮下出血而出现小块青紫时,一般不必处理,可自行消退。若局部肿胀疼痛较剧,青紫面积大而且影响活动功能时,可先做冷敷止血,再做热敷,促使瘀血消散吸收。

(3)预防:仔细检查针具,熟悉人体解剖部位,针刺时避开血管;针刺手法不宜过重,切忌强力捣针,并嘱患者不可随便移动体位。出针时立即用消毒干棉球揉按压迫针孔。容易出血的穴位有太阳、百会、合谷等。

6.气胸

(1)原因:凡胸背部或锁骨上窝针刺过深或角度不当,均可能造成创伤性气胸。症状表现为胸闷、胸痛、咳嗽,重则呼吸困难、面色苍白、发绀、晕厥等,处理不当可造成死亡。

(2)护理:发现气胸后应立即报告医师,让患者卧床或半坐卧位休息,配合医师进行对症处理,如吸氧、输液、观察生命体征,必要时行胸腔穿刺抽气。

(3)预防:凡是胸背部或锁骨上窝腧穴均应浅刺或斜刺,切忌刺入过深。

7.大出血

(1)原因:由于腧穴定位不正确,刺入较大动脉,如颈、腹腔、股动脉均可造成大出血。

(2)护理:立即用消毒纱布压迫出血部位,同时报告医师进行抢救,观察患者生命体征,必要时输液、输血。

(3)预防:进针时避开大血管处。

(六)注意事项

(1)患者在饥饿、疲劳、精神高度紧张时不宜立即进行针刺,体弱者(身体瘦弱、气血亏虚)不宜用强刺激。孕妇、妇女行经期尽量不采用针刺法。

(2)针刺时尽量取卧位,进针后立即盖好衣被,以防感冒。

(3)针刺时严格按无菌技术进行操作,一个穴位使用一枚针,防止交叉感染。

(4)针刺时应避开皮肤瘢痕、感染、溃疡、肿瘤部位,有自发出血倾向者不宜针刺。

(5)对胸、胁、腰、背脏腑所居之处的腧穴,以及眼区、项部、脊椎部的腧穴应严格掌握进针的深度、角度,以防止事故的发生。

(6)针刺过程中应随时观察患者全身状态,有无不良反应。

二、皮肤针法

皮肤针又称"梅花针""七星针",是用多支短针组成的,用来叩刺人体一定部位或穴位的一种针具。皮肤针由针盘和针柄组成,针盘下面散嵌着不锈钢短针。根据所嵌不锈钢短针的数目不同,可分别称为梅花针(五支针排成梅花形状)、七星针(七支针排成七星状)、罗汉针(十八支针)等。

(一)适用范围

临床应用于痛证(头痛、胁痛、腰痛、背痛、肋间神经痛、痛经)、近视、视神经萎缩、失眠、高血压、感冒、咳嗽、急性扁桃体炎、慢性胃肠病、斑秃、顽癣等。

(二)用物准备

治疗盘、无菌皮肤针、皮肤消毒液、消毒干棉签、污物筒。

(三)操作方法

1.持针方法

以右手拇指、中指、无名指握住针柄,示指伸直按住针柄中段。

2.叩刺方法

将皮肤消毒后,针头对准叩刺部位,利用腕关节的弹力,使针尖叩刺皮肤后,立即弹起,如此反复进行数十次。注意针尖与皮肤必须垂直,弹刺要准确,强度均匀。根据患者病情的不同,选择不同的刺激部位和刺激强度。

3.叩刺强度

根据患者的体质、年龄、病情、叩刺的部位,采用轻、中、重3种强度。

(1)轻度刺激:用力较小,皮肤仅现潮红、充血,无疼痛感。适用于老、弱、妇、儿,头面部,以及虚证、久病者。

(2)中度刺激:叩打部位皮肤潮红,出现丘疹,患者稍觉疼痛。适用于一般患者和一般部位。

(3)重度刺激:叩打部位皮肤明显潮红,并微出血为度,患者有疼痛感。适用于青壮年,腰、背、肩、臀、大腿等肌肉丰厚部位者,实证和新病患者。

(四)注意事项

(1)皮肤针应严格消毒或使用一次性皮肤针,局部皮肤在叩刺前后都应用皮肤消毒液消毒。

(2)皮肤针必须平齐、无钩毛。

(3)叩刺时动作轻捷,针尖垂直向下,以免造成患者疼痛。

(4)局部有溃疡、破损、瘢痕者不宜使用本法,急性传染性疾病和急腹症不使用本法。

(5)叩刺局部如有出血用皮肤消毒液消毒,并用无菌纱布包扎止血,防止感染。

三、灸法

灸,灼烧的意思。灸法是借灸火的热力给人体以温热性刺激,通过经络腧穴的作用,以达到治病防病目的一种方法。

施灸的材料很多,但以艾叶制成的艾绒为主。艾绒气味芳香,易燃,热力温和,用作灸料,具有温经通络、行气活血、祛湿逐寒、消肿散结、回阳救逆及防病保健的作用。

(一)适用范围

灸法主要适用于虚证、寒证。如中焦虚寒性呕吐、腹痛、腹泻,脾肾阳虚、元气暴脱所致久泄、遗尿、遗精、阳痿、虚脱、休克,气虚下陷所致的脏器下垂,风寒湿痹而致的腰腿痛等。

(二)用物准备

治疗盘、艾条或艾炷、火柴、凡士林、棉签、镊子、弯盘、浴巾、屏风,间接灸时备姜片、蒜片、食盐、附子饼等。

(三)操作方法

1.艾炷灸

将艾绒用手搓成圆锥形的艾炷,大小可根据病情而定。燃烧一个艾炷,叫一壮。

(1)直接灸:是将大小适宜的艾炷直接放在皮肤上施灸的一种方法。根据施灸程度的不同,可分为瘢痕灸和无瘢痕灸。施灸时,每壮必须燃尽,然后除去灰烬,继续易炷再灸,一般灸7~9壮。此法灸后局部起疱化脓,愈后留有瘢痕,叫瘢痕灸。每壮不必燃尽,当燃剩 2/5 左右,患者有灼痛感时,即易炷再灸,连灸 5～7 壮,以局部皮肤充血、红润为度。此法灸后不化脓,不留瘢痕,叫无瘢痕灸。

(2)间接灸:又称隔物灸,即在艾炷与皮肤之间隔上某种药物而施灸的方法。根据不同的病证选用不同的隔物,如隔姜灸、隔蒜灸、隔盐灸、隔附子饼灸。

2.艾条灸

将艾条一头点燃,距施灸皮肤 2～3 cm 进行熏灸;或与施灸部不固定距离,而是一上一下活动地施灸,使患者局部有温热感而无灼痛感。一般灸 10～15 分钟。

3.温针灸

温针灸是针刺与艾灸相结合的一种方法。将针刺入腧穴得气后,将纯净细软的艾绒捏在针尾上,或把一段 2 cm 左右的艾条插在针尾上,点燃施灸。待艾绒或艾条烧完后除去灰烬,将针取出。

(四)注意事项

(1)灸时应防止艾火脱落,以免烧伤皮肤和点燃衣服被褥。

(2)施灸顺序,临床上一般是先灸上部,后灸下部;先腰背部,后胸腹部,先头身,后四肢。壮数是先少而后多,艾炷是先小而后大。

(3)实热证、阴虚发热者,一般不适宜灸法;孕妇的腹部和腰骶部也不宜施灸;黏膜附近、颜面、五官和大血管的部位不宜采用瘢痕灸。

(4)灸后局部出现微红灼热属正常现象,无须处理。如局部出现水疱,小者可任其自然吸收;大者可用消毒针挑破,放出水液,涂以甲紫,并以消毒纱布包敷。

第三章

常见症状护理

第一节　呼吸困难

呼吸困难是指患者主观感觉空气不足、呼吸不畅,客观表现为呼吸用力,严重时可出现张口呼吸、鼻翼翕动、端坐呼吸,甚至发绀,辅助呼吸肌参与呼吸运动,并且伴有呼吸频率、深度及节律异常。

一、分类

根据发生机制及临床特点,将呼吸困难归纳为以下 5 种类型。

(一)肺源性呼吸困难

肺源性呼吸困难主要是呼吸系统疾病引起的通气、换气功能障碍导致的缺氧和(或)二氧化碳潴留。临床上分为以下几种。

1.吸气性呼吸困难

其特点为吸气时呼吸困难显著,重者出现胸骨上窝、锁骨上窝和肋间隙凹陷,即"三凹征";常伴有干咳及高调哮鸣者,多见于喉水肿、气管异物、肿瘤或痉挛等引起的上呼吸道机械性梗阻。

2.呼气性呼吸困难

其特点是呼吸费力,呼气时间延长,常常伴有哮鸣音,多见于支气管哮喘、慢性阻塞性肺疾病等。

3.混合性呼吸困难

吸气和呼气均感费力,呼吸频率增快,呼吸变浅,常常伴有呼吸音减弱或消失,常由重症肺炎、大量胸腔积液和气胸所致。

(二)心源性呼吸困难

心源性呼吸困难最常见的病因是左心衰竭,亦见于右心衰竭、心包积液等,临床常见表现如下。

1.劳力性呼吸困难

患者常在体力活动时发生或加重,休息后缓解或消失,为左心衰竭最早出现的症状。

2.夜间阵发性呼吸困难

患者在夜间已入睡后因突然胸闷、气急而憋醒,被迫坐起,呼吸深快。轻者数分钟后症状逐渐缓解,重者可伴有咳嗽、咳白色泡沫痰、气喘、发绀、肺部哮鸣音,称为心源性哮喘。

3.端坐呼吸

患者呼吸困难明显,不能平卧,而被迫采取高枕卧位、半卧位或坐位。

(三)中毒性呼吸困难

中毒性呼吸困难是指药物或化学物质抑制呼吸中枢引起的呼吸困难,如酸中毒时出现深而大的呼吸困难等。

(四)神经精神性呼吸困难

神经精神性呼吸困难常表现为呼吸变慢、变深,并伴有节律异常,如吸气突然终止、抽泣样呼吸等。精神性呼吸困难常见于癔症患者。

(五)血源性呼吸困难

重症贫血可因红细胞数量减少,血氧不足而引起气促,尤以活动后加剧;大出血或休克时因缺血及血压下降,刺激呼吸中枢而引起呼吸困难。

二、观察要点

(一)动态观察患者呼吸情况和伴随症状

判断患者呼吸困难的类型。

(二)监测血氧饱和度、动脉血气变化

有条件可监测血氧饱和度、动脉血气变化,若血氧饱和度降低到94%以下或病情加重,应及时处理。

(三)密切观察呼吸困难改善情况

密切观察呼吸困难的改善情况,如发绀是否减轻,听诊肺部湿啰音是否减少。

三、护理措施

(一)体位

患者采取身体前倾坐位或半卧位,可使用枕头、靠背架或床边桌等支撑物,以自觉舒适为原则。避免过厚盖被或穿紧身衣服而加重胸部压迫感。

(二)保持呼吸道通畅

指导并协助患者进行有效的咳嗽、咳痰;每1~2小时协助翻身1次,并叩背使痰液排出;饮水、口服或雾化吸入祛痰药可湿化痰液,使痰液便于咳出或吸出。

(三)氧疗和机械通气的护理

根据呼吸困难的类型、严重程度不同,进行合理氧疗和机械通气。监测和评价患者的反应,安全管理机械通气系统,预防并发症,满足患者的基本需要。

(四)休息与活动

选择安静舒适、温度及湿度适宜的环境,合理安排休息和活动量,调整日常生活方式。若病情许可,改变运动方式和有计划地增加运动量,如室内走动、室外散步、快走、慢跑、打太极拳等,逐步提高活动耐力和肺活量。

(五)呼吸训练

指导患者做缓慢深呼吸、腹式呼吸、缩唇呼吸等,训练呼吸肌,延长呼气时间,使气体能完全呼出。

(六)心理护理

呼吸困难引起患者烦躁不安、恐惧,而这些不良情绪反应又可进一步加重病情。因而医护人员应评估患者的心理状况,安慰患者,使其保持情绪稳定,增强安全感。

四、指导要点

(1)指导患者采取舒适卧位,合理安排休息与活动。

(2)指导患者保持呼吸道通畅,合理氧疗和机械通气。

(3)指导患者做缓慢深呼吸、腹式呼吸、缩唇呼吸等。

(4)指导患者积极配合治疗和护理。

第二节 发 热

发热是在致热源作用下或因各种原因引起体温调节中枢功能紊乱,使机体产热增多,散热减少,体温升高超出正常范围。可分为感染性发热和非感染性发热两大类。感染性发热较常见,由病原体引起;非感染性发热可由病原体之外的各种物质引起,目前越来越引起人们的关注。

发热过程包括 3 个时期:①体温上升期,其特点是产热大于散热,主要表现为皮肤苍白、疲乏无力、干燥无汗、畏寒,甚至寒战。②高热持续期,其特点是产热和散热趋于平衡,主要表现为面色潮红、口唇干燥、皮肤灼热、全身不适等。③体温下降期,其特点是散热大于产热,体温恢复到正常水平,主要表现为大汗、皮肤潮湿等。

将发热患者在不同时间测得的体温数值分别记录在体温单上,再将各体温数值点连接起来成体温曲线,该曲线的不同形态称为热型。某些发热性疾病具有独特的热型,细致观察有助于疾病诊断。常见热型及常见疾病对照见表 3-1。

表 3-1 常见热型及常见疾病对照表

热型	发热特点	常见疾病
稽留热	体温持续在 39~40 ℃达数天或数周,24 小时波动范围不超过 1 ℃	大叶性肺炎、伤寒、斑疹伤寒、流行性脑脊髓膜炎
弛张热	体温在 39 ℃以上,24 小时内温差达 1 ℃以上,体温最低时仍高于正常	败血症、风湿热、重症肺结核、化脓性炎症等
间歇热	体温骤然升高至 39 ℃以上持续数小时或更长,然后下降至正常或正常以下,经过一个间隙,体温又升高,并反复发作,即高热期和无热期交替出现	疟疾、急性肾盂肾炎
回归热	体温急剧上升至 39 ℃以上,持续数日后又骤然下降,但数日后又再出现	回归热、霍奇金病
波状热	体温逐渐上升达 39 ℃或以上,发热数日后逐渐下降,数日后又再发热	布鲁菌病
不规则热	发热无规律,且持续时间不定	结核、支气管肺炎、流行性感冒、癌性发热

一、观察要点

(一)监测体温变化

一般每天测 4 次体温,高热时应 4 小时测量 1 次,待体温恢复正常 3 天后,改为每天 1 次或 2 次。注意发热热型、程度及经过等。体温超过 38.5 ℃,遵医嘱给予物理降温或药物降温,30~60 分钟后复测体温,并做好记录和交班。

(二)注意水、电解质平衡

了解血常规、血细胞比容、血清电解质等变化。在患者大量出汗、食欲不佳及呕吐时,应密切观察有无脱水现象。

(三)观察末梢循环情况

高热而四肢末梢厥冷、发绀等提示病情加重。

(四)并发症观察

注意有无抽搐、休克等情况的发生。

二、护理措施

(一)降温

可选用物理或化学降温方法。物理降温有局部和全身冷疗两种,局部冷疗采用冷毛巾、冰袋、化学制冷袋,通过传导方式散热;全身冷疗应用温水或酒精擦浴达到降温目的。药物降温通过机体蒸发散热达到降温目的,使用时应注意药物剂量,尤其是年老体弱及有心血管疾病者应防止虚脱或休克现象的发生。

(二)休息与活动

休息可减少能量的消耗,有利于机体康复。高热患者需卧床休息,低热者可酌情减少活动,适当休息。有谵妄、意识障碍的患者应加床档,防止坠床。保持室内温度、湿度适宜,空气新鲜,定时开窗通风。

(三)补充营养和水分

提供富含维生素、高热量、营养丰富、易消化的流质或半流质食物。鼓励患者多饮水,以每天 3 000 mL 为宜,以补充高热消耗的大量水分,并促进毒素和代谢产物的排出。

(四)口腔和皮肤护理

每天酌情口腔护理 2~3 次或晨起、进食前后漱口。注意皮肤清洁卫生,穿棉质内衣,保持干燥。对于长期高热者,应协助其改变体位,防止压疮、肺炎等并发症出现。

（五）用药护理

遵医嘱正确应用抗生素，保证按时、足量、现用现配。

（六）心理护理

注意患者心理变化，及时进行疏导，保持患者心情愉快，处于接受治疗、护理的最佳状态。

三、指导要点

(1)指导患者了解发热的处理方法，告诉患者忌自行滥用退热药及消炎药。

(2)指导患者注意休息，有利于机体康复。

(3)指导患者食用易消化、高碳水化合物的饮食，多饮水。

(4)保持口腔清洁，着宽松、棉质、透气的衣服，以利于排汗。

(5)指导患者积极配合治疗和护理。

第三节　意识障碍

意识障碍是指人体对外界环境刺激缺乏反应的一种精神状态。大脑皮质、皮质下结构、脑干网状上行激活系统等部位损害或功能抑制即可导致意识障碍。其可表现为觉醒下降和意识内容改变，临床上常通过患者的言语反应、对针刺的痛觉反应、瞳孔对光反射、吞咽反射、角膜反射等来判断意识障碍的程度。

一、分类

（一）以觉醒度改变为主的意识障碍

1.嗜睡

患者表现为睡眠时间过度延长，但能唤醒，醒后可勉强配合检查及回答问题，停止刺激后继续入睡。

2.昏睡

患者处于沉睡状态，正常外界刺激不能唤醒，需大声呼唤或较强烈的刺激才能觉醒，醒后可做含糊、简单而不完全的答话，停止刺激后很快入睡。

3.浅昏迷

意识大部分丧失，无自主运动，对声、光刺激无反应，对疼痛刺激尚可出现痛苦表情或肢体退缩等防御反应，角膜反射、瞳孔对光反射、眼球运动和吞咽反射可存在。

4.中度昏迷

患者对周围事物及各种刺激均无反应,对剧烈刺激可有防御反应,角膜反射减弱、瞳孔对光反射迟钝、无眼球运动。

5.重度昏迷

意识完全丧失,对各种刺激全无反应,深、浅反射均消失。

(二)以意识内容改变为主的意识障碍

1.意识模糊

患者表现为情感反应淡漠,定向力障碍,活动减少,语言缺乏连贯性,对外界刺激可有反应,但低于正常水平。

2.谵妄

谵妄是一种急性的脑高级功能障碍,患者对周围环境的认识及反应能力均有下降,表现为认知、注意力、定向与记忆功能受损,思维推理迟钝,语言功能障碍,错觉、幻觉,睡眠觉醒周期紊乱等,可表现为紧张、恐惧和兴奋不安,甚至有冲动和攻击行为。

其他特殊类型的意识障碍,如去皮质综合征、无动性缄默症和植物状态等。

二、观察要点

(1)严密观察生命体征、瞳孔的大小及对光反射。

(2)应用格拉斯哥昏迷评分量表(GCS)了解昏迷程度,发现变化立即报告医师,并做好护理记录。

(3)观察有无恶心、呕吐及呕吐物的量与性状,准确记录出入液量,预防消化道出血和脑疝发生。

三、护理措施

(一)日常生活护理

卧按摩床或气垫床,保持床单位整洁、干燥,减少对皮肤的机械性刺激,定时给予翻身、叩背,预防压疮;做好大小便护理,保持外阴清洁,预防尿路感染;注意口腔卫生,对不能经口进食者应每天口腔护理2~3次,防止口腔感染;对谵妄、躁动者加床档,必要时做适当的约束,防止坠床、自伤、伤人;慎用热水袋,防止烫伤。

(二)保持呼吸道通畅

取侧卧位或平卧,头偏向一侧,开放气道,取下活动性义齿,及时清除气管内分泌物,备好吸痰用物,随时吸痰,防止舌后坠、窒息、误吸或肺部感染。

(三)饮食护理

给予富含维生素、高热量饮食,补充足够的水分;鼻饲者应定时喂食,保证足够的营养供给;进食时到进食后 30 分钟抬高床头可防止食物反流。

(四)眼部护理

摘除隐形眼镜交家属保管。患者眼睑不能闭合时,遵医嘱用生理盐水滴眼后,给予涂眼药膏并加盖纱布。

四、指导要点

指导患者及其家属进行相应的意识恢复训练,如呼唤患者或与患者交谈、让患者听音乐等。

第四节 疼 痛

疼痛是一种复杂的主观感受,是近年来非常受重视的一个常见临床症状,也称第 5 生命体征。

疼痛的原因:温度刺激、化学刺激、物理损伤、病理改变和心理因素等。疼痛会对全身产生影响,可致精神心理方面改变,如抑郁、焦虑、愤怒、恐惧;致生理反应,如血压升高、心率增快、呼吸频率增快、神经内分泌及代谢反应、生化反应;致行为反应,如语言反应、躯体反应等。

个体对疼痛的感受和耐受力存在很大的差异,同样性质、强度的刺激可引起不同个体产生不同的疼痛反应。疼痛阈是指使个体所能感觉到疼痛的最小刺激强度。疼痛耐受力是指个体所能耐受的疼痛强度和持续时间。对疼痛的感受和耐受力受客观和主观因素的影响。其中客观因素包括个体的年龄、宗教信仰与文化、环境变化、社会支持、行为作用以及医源性因素;主观因素包括以往的疼痛经验、注意力、情绪及对疼痛的态度等。

一、观察要点

(1)患者疼痛时的生理、行为和情绪反应。

(2)疼痛的部位、发作方式、程度、性质、伴随症状、开始时间及持续时间等。

(3)评估工具的使用:可根据患者的病情、年龄和认知水平选择相应的评估工具。

二、护理措施

(一)减少或消除引起疼痛的原因

若为外伤所致的疼痛,应酌情给予止血、包扎、固定、处理伤口等;胸、腹部手术后,患者会因咳嗽或呼吸引起伤口疼痛,术前应教会患者术后深呼吸和有效咳嗽的方法。

(二)合理运用缓解或解除疼痛的方法

1.药物镇痛

药物镇痛是治疗疼痛最基本、最常用的方法。镇痛药物种类很多,主要分3种类型。①阿片类镇痛药,如吗啡、哌替啶、芬太尼等;②非阿片类镇痛药,如水杨酸类、苯胺类、非甾体类药物等;③其他辅助类药物,如激素、解痉药、维生素类药物等。镇痛药物给药途径以无创给药为主,可以选择口服、经直肠给药、经皮肤给药、舌下含服给药法,亦可临时采用肌内注射法、静脉给药法、皮下注射给药法,必要时选择药物输注泵。

对于癌性疼痛的药物治疗,目前临床上普遍采用世界卫生组织所推荐的三阶梯镇痛疗法,逐渐升级,合理应用镇痛剂来缓解疼痛。三阶梯镇痛疗法的基本原则:口服给药、按时给药、按阶梯给药、个体化给药、密切观察药物不良反应及宣教。三阶梯镇痛疗法的内容如下所述。①第一阶梯:使用非阿片类镇痛药物,适用于轻度疼痛患者,主要给药途径是口服,常用的药物有阿司匹林、对乙酰氨基酚、布洛芬等。②第二阶梯:使用弱阿片类镇痛药物,适用于中度疼痛患者,常用的药物有可待因、右旋丙氧酚、曲马朵等;除了可待因可以口服或肌内注射外,其他均为口服。③第三阶梯:使用强阿片类镇痛药物,主要用于重度和剧烈癌痛患者,常用药物有吗啡、美沙酮、氧吗啡等,加非阿片类镇痛药物,可酌情加用辅助药。给药途径上,吗啡和美沙酮均可以口服或肌内注射,氧吗啡采用口服给药。患者自控镇痛(patient controlled analgesia,PCA)是医护人员根据患者疼痛程度和身体情况,预先设置镇痛药物的剂量,再交由患者自我管理的一种疼痛处理技术,符合按需镇痛的原则,既减轻了患者的痛苦和心理负担,又减少了医务人员的操作。

2.物理镇痛

物理镇痛常应用冷、热疗法,如冰袋、冷湿敷或热湿敷、温水浴、热水袋等。此外,理疗、按摩及推拿也是临床上常用的物理镇痛方法。高热、有出血倾向疾病、结核和恶性肿瘤等患者慎用物理镇痛。

3.针灸镇痛

根据疼痛部位,针刺相应的穴位,使人体经脉疏通、气血调和,以达到镇痛的目的。

4.经皮神经电刺激疗法

经皮肤将特定的低频脉冲电流输入人体,可以产生无损伤性镇痛作用。

(三)提供心理、社会支持

积极指导家属理解、支持患者,并鼓励患者树立战胜疾病的信心。

(四)恰当运用心理护理方法及疼痛心理疗法

心理护理方法:减轻心理压力、转移注意力和放松练习。转移注意力和放松练习可减少患者对疼痛的感受强度,常用方法:参加活动、音乐疗法、有节律地按摩、深呼吸和想象。疼痛的心理疗法是应用心理性的原则和方法,通过语言、表情、举止行为,并结合其他特殊的手段来改变患者不正确的认知活动、情绪障碍和异常行为的一种治疗方法。

(五)采取促进患者舒适的措施

提供良好的采光和通风房间、舒适整洁的床单位、适宜的温度和湿度等促进患者舒适。

三、指导要点

(1)指导患者准确描述疼痛的性质、部位、持续时间、规律,并选择适合自身的疼痛评估工具。

(2)指导患者客观地向医务人员讲述疼痛的感受。

(3)指导患者正确使用镇痛药物,如用药的最佳时间、用药剂量等,避免药物成瘾。

(4)指导患者学会应对技巧以缓解疼痛。

第五节　水　　肿

水肿是指液体在组织间隙过多积聚使组织肿胀,临床上最常见心源性水肿和肾源性水肿。心源性水肿最常见的病因是右心衰竭,特点是水肿首先出现在身体低垂部位,如卧床患者腰骶部、会阴或阴囊部,非卧床患者的足踝部、胫前部。用指端加压水肿部位,局部可出现凹陷,称为压陷性水肿。重者可延及全身,出现胸腔积液、腹水。肾源性水肿可分为两大类。①肾炎性水肿:从颜面部开始,重者波及全身,指压凹陷不明显。②肾病性水肿:一般较严重,多从下肢部位开始,常为全身性、体位性和凹陷性,可无高血压及循环淤血的表现。

一、观察要点

(1)监测尿量:记录 24 小时出入液量,若患者尿量＜30 mL/h,应立即报告医师。

(2)监测体重:于每天同一时间、着同一服装、用同一体重计,晨起排尿后,早餐前测量患者体重。

(3)观察水肿的消长情况以及胸腔积液、腹水和心包积液。

(4)监测生命体征,尤其是血压。

(5)观察有无急性左心衰竭和高血压脑病的表现。

(6)密切监测实验室检测结果:如尿常规、肾小球滤过率、血尿素氮、血肌酐、血浆蛋白、血电解质等。

二、护理措施

(一)休息与体位

休息有利于增加肾血流量,提高肾小球滤过率,促进水钠排出,减轻水肿。下肢水肿明显者,卧床休息时可抬高下肢;轻度水肿者应限制活动,重度水肿者应卧床休息,伴胸腔积液或腹水者宜采取半卧位;阴囊水肿者可用吊带托起。

(二)饮食护理

(1)钠盐:限制钠盐摄入,每天摄入量以 2~3 g 为宜。告知患者及家属限制钠盐摄入的重要性以提高其依从性。限制含钠量高的食物如腌或熏制品等。注意患者口味,提高烹饪技术以促进食欲,如可适当使用醋、葱、蒜、香料、柠檬、酒等。

(2)液体:液体摄入量视水肿程度及尿量而定。若 24 小时尿量达 1 000 mL以上,一般不需严格限水,但不可过多饮水。若 24 小时尿量＜500 mL 或有严重水肿者应严格限制水钠摄入,重者应量出为入,每天液体入量不应超过前 1 天24 小时尿量加上不显性失水量(约 500 mL)。液体入量包括饮水、饮食、服药、输液等各种形式或途径进入体内的水分。

(3)蛋白质:低蛋白血症所致水肿者,若无氮质血症,可给予 1.0 g/(kg·d)

的优质蛋白,优质蛋白是指富含必需氨基酸的动物蛋白,如鸡蛋、鱼、牛奶等,但不宜高蛋白饮食,因为高蛋白饮食可致尿蛋白增加而加重病情。有氮质血症的水肿患者,应限制蛋白质的摄入,一般给予 0.6~0.8 g/(kg·d)的优质蛋白。慢性肾功能衰竭患者需根据肾小球滤过率来调节蛋白质摄入量,肾小球滤过率<50 mL/min时应限制蛋白摄入量。

(4)热量:补充足够的热量以免引起负氮平衡,尤其是低蛋白饮食的患者,每天摄入的热量不可低于 126 kJ/kg,即 30 kcal/kg。

(5)维生素:注意补充机体所需的各种维生素。

(三)皮肤护理

严密观察水肿部位、肛周及受压处皮肤有无发红、水疱或破溃现象。保持床褥清洁、柔软、平整、干燥,严重水肿者使用气垫床。定时协助或指导患者变换体位,膝部及踝部等骨隆突处可垫软枕以减轻局部压力。使用便盆时动作应轻巧,勿强行推、拉,防止擦伤皮肤。嘱患者穿柔软、宽松的衣服。用热水袋保暖时水温不宜过高,防止烫伤。心衰患者常因呼吸困难而被迫采取半卧位或端坐位,其最易发生压疮的部位是骶尾部,应予以保护;保持会阴部清洁、干燥,男患者可用托带支托阴囊部。

(四)用药护理

遵医嘱使用利尿剂,密切观察药物的疗效和不良反应。长期使用利尿剂应监测酸碱平衡和血清电解质情况,观察有无低钾血症、低钠血症、低氯性碱中毒。低钾血症通常表现为肌无力、腹胀、恶心、呕吐以及心律失常;低钠血症可出现无力、恶心、肌痛性痉挛、嗜睡和意识淡漠;低氯性碱中毒表现为呼吸浅慢、手足抽搐、肌痉挛、烦躁和谵妄。利尿剂应用过快过猛(如使用大剂量呋塞米)还可导致有效血容量不足,出现恶心、直立性眩晕、口干、心悸等症状。呋塞米等强效利尿剂具有耳毒性,可引起耳鸣、眩晕以及听力丧失,应避免与链霉素等具有相同不良反应的氨基糖苷类抗生素同时使用。

(五)心理护理

水肿可引发患者焦虑、恐惧等不良情绪反应,不利于疾病的康复。因此医护人员应评估患者的心理状况,安慰患者,使其保持情绪稳定,增强安全感,树立战胜疾病的信心。

三、指导要点

(1)指导患者合理休息,定时更换体位,注意保护受压处。

（2）指导患者进低盐、富含优质蛋白和多种维生素、易消化的饮食。

（3）教会患者通过正确测量每天出入液量、体重等评估水肿变化。

（4）向患者详细介绍有关药物的名称、用法、剂量、作用和不良反应，并告诉患者不可擅自加量、减量或停药，尤其是使用肾上腺糖皮质激素和环磷酰胺等免疫抑制剂时。

第六节　恶心与呕吐

呕吐是胃内容物返入食管，经口吐出的一种反射动作，分为恶心、干呕和呕吐3个阶段，亦有呕吐可无恶心或干呕的先兆。恶心是一种可以引起呕吐冲动的胃内不适感，常为呕吐的前驱感觉，亦可单独出现，主要表现为上腹部特殊不适感，常常伴有头晕、流涎、脉搏缓慢、血压降低等迷走神经兴奋症状。呕吐可将胃内有害物质吐出，是机体的一种防御反射，具有一定保护作用，但大部分并非由此引起，且频繁而剧烈的呕吐可引起脱水、电解质紊乱等并发症。

一、分类

恶心与呕吐的病因很多，按发病机制可归纳如下。

（一）反射性呕吐

（1）胃炎、消化性溃疡并发幽门梗阻、胃癌。

（2）肝脏、胆囊、胆管、胰、腹膜的急性炎症。

（3）胃肠功能紊乱引起的心理性呕吐。

（二）中枢性呕吐

中枢性呕吐主要由中枢神经系统疾病引起，如颅内压升高、炎症、损伤等。

（三）前庭障碍性呕吐

前庭障碍性呕吐，如迷路炎和梅尼埃病等。

二、观察要点

（一）呕吐的特点

观察并记录呕吐次数，呕吐物的性质、量、颜色和气味。

（二）定时监测生命体征

定时监测并记录生命体征情况，直至稳定。血容量不足时可出现心率加快、呼吸急促、血压降低,特别是直立性低血压。持续性呕吐致大量胃液丢失而发生代谢性碱中毒时,患者呼吸变浅、变慢。

(三)注意水、电解质平衡

准确测量并记录每天的出入液量、尿比重、体重。观察患者有无失水征象,依失水程度不同,患者可出现软弱无力、口渴、皮肤黏膜干燥和弹性降低,尿量减少、尿比重升高,并可有烦躁、神志不清甚至昏迷等表现。

(四)监测各项化验指标

了解血常规、血细胞比容、血清电解质等变化。

三、护理措施

(一)呕吐处理

遵医嘱应用止吐药及其他治疗,促使患者逐步恢复正常的体力和饮食。

(二)补充水分和电解质

口服补液时,应少量多次饮用,以免引起恶心、呕吐。若口服补液未能达到所需补液量,需静脉输液以恢复机体的体液平衡状态。剧烈呕吐不能进食或严重水、电解质失衡时,则主要通过静脉补液给予纠正。

(三)生活护理

协助患者进行日常活动。患者呕吐时应帮助其坐起或侧卧,使其头偏向一侧,以免误吸。吐毕给予漱口,更换污染衣物、被褥,开窗通风以去除异味。

(四)安全护理

告知患者突然起身可能出现头晕、心悸等不适。

(五)应用放松技术

常用深呼吸、交谈、听音乐、阅读等方法转移患者的注意力,以减少呕吐的发生。

(六)心理护理

耐心解答患者及家属提出的问题,消除其紧张情绪,特别是与精神因素有关的呕吐患者;消除紧张、焦虑会促进食欲和消化能力,增强对治疗的信心及保持稳定的情绪均有益于缓解症状。必要时使用镇静药。

四、指导要点

(1)指导患者呕吐时采取正确的体位。

(2)指导患者深呼吸,即用鼻吸气,然后张口慢慢呼气,反复进行。

(3)指导患者坐起时动作缓慢,以免发生直立性低血压。

(4)指导患者保持情绪平稳,积极配合治疗。

第七节 咯 血

咯血是指喉及喉以下呼吸道任何部位出血经口排出者,分为大量咯血(>500 mL/d,或 1 次>300 mL)、中等量咯血(100～500 mL/d)、少量咯血(<100 mL/d)或痰中带血。常见原因是肺结核、支气管扩张症、肺炎和肺癌等。

一、观察要点

(1)患者的生命体征、神志、尿量、皮肤及甲床色泽,及时发现休克征象。

(2)咯血颜色和量,并记录。

(3)止血药物的作用和不良反应。

(4)窒息的先兆症状:如咯血停止、发绀、自感胸闷、心慌、大汗淋漓、喉痒有血腥味及精神高度紧张等情况。

二、护理措施

(一)休息

宜卧床休息,保持安静,避免不必要的交谈。静卧休息,可使少量咯血自行停止。大咯血患者应绝对卧床休息,减少翻身,协助患者取患侧卧位,头侧向一边,有利于健侧通气,对肺结核患者还可防止病灶扩散。

(二)心理护理

向患者做必要的解释,使其放松身心,配合治疗,鼓励患者将积血轻轻咯出。

(三)输液护理

确保静脉通路通畅,并正确计算输液速度。

(四)记录

准确记录出血量和每小时尿量。

(五)备齐急救药品及器械

备齐止血剂、强心剂、呼吸中枢兴奋剂等药物。此外应备开口器、压舌板、舌钳、氧气、电动吸引器等急救器械。

(六)药物应用

(1)止血药物:注意观察用药不良反应。高血压、冠状动脉粥样硬化性心脏病(简称冠心病)患者和孕妇禁用垂体后叶素。

(2)镇静药:对烦躁不安者常用镇静药,如地西泮 5～10 mg 肌内注射。禁用吗啡、哌替啶,以免抑制呼吸。

(3)止咳药:大咯血伴剧烈咳嗽时可少量应用止咳药。

(七)饮食

大咯血者暂禁食,小咯血者宜进少量凉或温的流质食物,避免饮用浓茶、咖啡、酒精等刺激性饮料。多饮水及多食富含纤维素的食物,以保持大便通畅。便秘时可应用缓泻剂以防诱发咯血。

(八)窒息的预防及抢救配合

(1)咯血时嘱患者不要屏气,否则易诱发喉头痉挛。如出血引流不畅形成血块,可造成呼吸道阻塞。应尽量将血轻轻咯出,以防窒息。

(2)准备好抢救用品,如吸痰器、鼻导管、气管插管和气管切开包。

(3)一旦出现窒息,应立即开放气道,上开口器立即清除口腔、鼻腔内血凝块,用吸引器吸出呼吸道内的血液及分泌物。

(4)迅速抬高患者床尾,取头低足高位。

(5)如患者神志清醒,应鼓励患者用力咳嗽,并用手轻拍患侧背部促使支气管内淤血排出;如患者神志不清则应迅速将患者上半身垂于床边并一手托扶,另一手轻拍患侧背部。

(6)清除患者口、鼻腔内的淤血。用压舌板刺激其咽喉部,引起呕吐反射,使其能咯出阻塞咽喉部的血块,对牙关紧闭者用开口器及舌钳协助。

(7)如上述措施不能使血块排出,应立即用吸引器吸出淤血及血块,必要时立即行气管插管或气管镜直视下吸取血块。给予高浓度氧气吸入。做好气管插管或气管切开的准备与配合工作,以解除呼吸道阻塞。

三、指导要点

(1)告知患者注意保暖,预防上呼吸道感染。

(2)告知患者保持呼吸道通畅,注意引流与排痰。

(3)向患者讲解保持大便通畅的重要性。

(4)告知患者不要过度劳累,避免剧烈咳嗽。

(5)告知患者注意锻炼身体,增强抗病能力,避免剧烈运动。

第八节 腹　泻

腹泻是指正常排便形态改变,频繁排出松散稀薄的粪便甚至水样便。腹泻的发病机制为肠蠕动亢进、肠分泌增多或吸收障碍,多由饮食不当或肠道疾病引起,其他原因有药物、全身性疾病、过敏和心理因素等。小肠病变引起的腹泻粪便呈糊状或水样,可含有未完全消化的食物成分,大量腹泻易导致脱水和电解质丢失,部分慢性腹泻患者可发生营养不良。大肠病变引起的腹泻粪便可含脓血、黏液,病变累及直肠时可出现里急后重。

一、观察要点

(1)观察排便情况及伴随症状。

(2)动态观察体液平衡状态:严密观察患者生命体征、神志、尿量的变化;有无口渴、口唇干燥、皮肤弹性下降、尿量减少、神志淡漠等脱水表现;有无肌肉无力、腹胀、肠鸣音减弱、心律失常等低钾血症的表现;监测生化指标的变化。

(3)观察肛周皮肤:排便频繁时,观察肛周皮肤有无损伤、糜烂及感染。

(4)观察止泻药和解痉镇痛药的作用和不良反应。

二、护理措施

(一)休息与活动

急性起病、全身症状明显的患者应卧床休息,注意腹部保暖。

(二)用药护理

腹泻治疗以病因治疗为主,应用止泻药时应观察患者的排便情况,腹泻控制后应及时停药;应用解痉镇痛药如阿托品时,注意药物不良反应,如口干、视物模糊、心动过速等。

(三)饮食护理

进少渣、易消化饮食,避免生冷、多纤维、刺激性食物。急性腹泻应根据病情和医嘱,给予禁食、流质食物、半流质食物或软食。

(四)肛周皮肤护理

排便后应用温水清洗肛周,保持清洁、干燥,必要时涂无菌凡士林或抗生素软膏保护肛周皮肤,促进损伤处愈合。

(五)补充水分或电解质

及时遵医嘱给予液体、电解质和营养物质,以满足患者的生理需要量,补充额外丢失量,恢复和维持血容量。一般可经口服补液,严重腹泻、伴恶心与呕吐、禁食或全身症状显著者经静脉补充水分和电解质。注意输液速度的调节,老年人易因腹泻发生脱水,也易因输液速度过快引起循环衰竭,故老年患者尤其应及时补液并注意输液速度。

(六)心理护理

慢性腹泻治疗效果不明显时,患者往往对预后感到担忧,结肠镜等检查有一定痛苦,某些腹泻如肠易激惹综合征与精神因素有关,故应注意患者心理状况的评估和护理,鼓励患者配合检查和治疗,稳定患者情绪。

三、指导要点

(1)指导患者正确使用热水袋。

(2)指导患者进食少渣、易消化饮食。

(3)指导患者排便后正确护理肛周皮肤。

(4)指导患者积极配合治疗和护理过程。

第四章

内科护理

第一节 心包疾病

心包疾病是由感染、肿瘤、代谢性疾病、尿毒症、自身免疫病、外伤等引起的心包病理性改变。除原发感染性心包炎症外,尚有肿瘤、代谢性疾病、自身免疫性疾病等所致的非感染性心包炎。按病程可分为急性、亚急性和慢性心包炎,按病因可分为感染性、非感染性、过敏性或免疫性心包炎。临床以急性心包炎和慢性缩窄性心包炎最常见。常有呼吸困难、胸痛、气短、颈静脉怒张、听诊心尖搏动减弱或消失,急性心包炎听诊有心包摩擦音,重者有心脏压塞症状及肝大、腹水等。药物治疗包括应用激素、抗感染药、抗结核药以及其他病因治疗;有心脏压塞症状时可以行心包穿刺、心包引流,严重者可以考虑心包切开引流或心包切除术。

一、一般护理

(1)执行一般内科护理常规。

(2)卧位与休息:急性期患者应充分卧床休息,直至胸痛消失和发热消退。协助患者取舒适体位,如半卧位;心脏压塞患者取前倾坐位,提供床上小桌倚靠,减少活动,保持情绪稳定,勿用力咳嗽、深呼吸或突然改变体位,恢复期患者可适当活动。

二、饮食护理

合理搭配膳食,补充高蛋白、高热量、富含维生素、易消化饮食,少食多餐,低盐饮食,保持大便通畅。戒烟酒。

三、用药护理

注意抗生素、抗结核药物和化疗药物的不良反应,定期监测肝、肾功能。疼痛时应用非甾体抗炎药如阿司匹林,注意观察有无胃肠道症状、出血倾向等不良反应,这种情况可能突然出现,对于65岁以上的患者风险更大。疼痛剧烈者,可应用吗啡类药物。

四、并发症护理

心脏压塞:观察患者是否有心动过速、血压下降、脉压变小和静脉压明显升高等急性循环衰竭表现,协助患者卧床,立即通知医师,开放静脉通路,必要时协助医师行心包穿刺。

五、病情观察

(1)定时测体温、脉搏、血压,注意脉搏的速率、节律变化。注意有无脉搏细速或奇脉。

(2)观察胸痛的部位、性质、持续时间及与呼吸运动的关系,有无放射痛及伴随症状等。

(3)观察有无心包摩擦音和心浊音界增大。

(4)观察患者呼吸频率、节律和深浅变化,有无面色苍白或发绀,注意有无心脏压塞征象,及早发现并发症。

六、健康指导

(1)适当参加锻炼活动,避免剧烈运动或重体力劳动,以不引起胸闷、气促等不适症状为宜。加强营养,增强机体抵抗力。限制钠盐摄入。

(2)加强个人及居室卫生,注意防寒保暖,避免上呼吸道感染。

(3)注意观察有无胸痛、胸闷、呼吸困难及发热等征象。

(4)加强沟通,消除顾虑,保持心态平和。

(5)坚持疗程服药,不可擅自停药,定期检查肝、肾功能。

第二节　间质性肺疾病

间质性肺疾病(interstitial lung disease,ILD)是主要累及肺间质、肺泡和(或)细支气管的一组肺部弥漫性疾病。除细支气管以上的各级支气管外,ILD

几乎累及所有肺组织。由于细支气管和肺泡壁纤维化,肺顺应性下降,肺容量减少,出现限制性通气功能障碍,细支气管的炎症及肺小血管闭塞引起通气/血流比例失调和弥散功能降低,最终发生低氧血症和呼吸衰竭。

一、病因与病理生理

(一)病因

1.职业/环境

无机粉尘包括二氧化硅、石棉、滑石、铍、煤、铝、铁等引起的尘肺;有机粉尘吸入导致的外源性过敏性肺泡炎。

2.药物

抗肿瘤药物(博来霉素、甲氨蝶呤等);心血管药物(胺碘酮等);抗癫痫药(苯妥英钠等);其他药物(呋喃妥因、口服避孕药、口服降糖药等)。

3.其他

治疗诱发:放射线照射、氧中毒等治疗因素。

感染:结核、病毒、细菌、真菌、寄生虫等感染。

恶性肿瘤:癌性淋巴管炎、肺泡细胞癌、转移性肺癌等。

4.病因不明

结缔组织病相关的肺间质病,包括类风湿关节炎、全身性硬化症、系统性红斑狼疮、多发性肌炎、皮肌炎、干燥综合征、混合性结缔组织病、强直性脊柱炎等。遗传性疾病相关的肺间质病,包括家族性肺纤维化、结节性硬化症、神经纤维瘤病等。

(二)病理生理

肺泡结构的破坏,纤维化伴蜂窝肺形成。早期主要是炎症细胞渗出,晚期是成纤维细胞和胶原纤维增生,逐渐形成纤维化,气腔变形扩张成囊状,大小从1 cm至数厘米,称之为蜂窝肺。

二、临床表现

(一)咳嗽、咳痰

初期仅有咳嗽,多以干咳为主,个别病例有少量白痰或白色泡沫痰,部分患者痰中带血,但大咯血非常少见。

(二)气促、发绀

气促是最常见的首诊症状,多为隐袭性,在较剧烈活动时开始,渐进性加重,常伴浅快呼吸,很多患者伴有明显的易疲劳感,偶有胸痛,严重时出现胸闷、呼吸困难。病情进一步加重可出现发绀,并可发展为肺心病。

(三)发热

急性感染时可有发热。

三、诊断

(一)胸部 X 线检查

胸部 X 线检查可见双肺弥漫性网状影、结节状阴影。双肺底部网状提示间质水肿或纤维化,随病情发展,出现粗网状影,至病变晚期可出现环状条纹影。结节大小、形状和边缘可各不相同,为肺内肉芽肿和肺血管炎。

(二)肺功能检查

间质性肺疾患常为限制性通气功能障碍,如肺活量和肺总量减少,残气量随病情进展而减少。第 1 秒用力呼气容积与用力肺活量之比值升高,流量容积曲线呈限制性描图。间质纤维组织增生,弥散距离增加,弥散功能降低,肺顺应性差,中晚期出现通气与血流比例失调,因而出现低氧血症,并引起通气代偿性增加所致的低碳酸血症。间质性肺病在 X 线影像未出现异常之前,即有弥散功能降低和运动负荷时发生低氧血症。肺功能检查对评价呼吸功能损害的性质和程度,以及治疗效果有帮助。

四、治疗

(一)首要的治疗

祛除诱因。有部分患者在脱离病因及诱因后,可自然缓解,不需要应用激素治疗。

(二)主要的治疗

抗炎、抗纤维化、抗氧化剂、抗蛋白酶、抗凝剂、细胞因子拮抗剂、基因治疗及肺移植等。

(三)最常用、有效的治疗

应用糖皮质激素和免疫抑制剂,以及应用干预肺间质纤维化形成的药物。

(四)氧疗

给予氧气吸入,必要时应用无创呼吸机辅助通气。

五、护理

(一)护理评估

(1)评估患者的病情、意识、呼吸状况、合作程度及缺氧程度。

(2)评估患者的咳痰能力、影响咳痰的因素、痰液的黏稠度及气道通畅情况。

(3)评估肺部呼吸音情况。

(二)氧疗护理

(1)护士必须掌握给氧的方法(如持续或间歇给氧和给氧的流量),正确安装氧气装置。

(2)了解肺功能检查和血气分析的临床意义,发现异常及时通知医师。

(3)用氧的过程中严密观察病情,密切观察患者的呼吸、神志、血氧饱和度及缺氧程度改善情况等。

(三)用药护理

(1)嘱患者按时服用护胃药。避免粗糙过硬饮食。观察大便的颜色、性质,询问有无腹痛等情况。

(2)使用激素时必须规律、足量、全程服用药物,不能擅自停药或减量。劳逸结合,少去公共场所,以免交叉感染。

(3)建议补钙,预防骨质疏松,注意饮食中补充蛋白质,控制脂肪与糖分的摄入。注意血压及血糖的改变,定期、定时监测血压及血糖。

(四)健康指导

(1)注意保暖,随季节的变更加减衣服,预防感冒,少去公共场所,如有不适及时就医。

(2)适当锻炼,如慢走、上下楼等,用以提高抗病能力。进行呼吸功能锻炼以改善通气功能。

(3)帮助患者认识吸烟对人体的危害,劝告患者戒烟。

(4)指导患者进行有效的咳嗽、排痰。间质性肺病的患者常有咳嗽,一般情况下为刺激性干咳,合并肺部感染时,有咳痰,因此有效的咳嗽能促进痰液的排出,保持呼吸道通畅。

(5)使用激素时必须规律、足量、全程服用药物,不能擅自停药或减量。

第三节 肺尘埃沉着病

肺尘埃沉着病又称尘肺,是由于在职业活动中长期吸入生产性粉尘并在肺内潴留而引起的以肺组织弥漫性纤维化为主的全身性疾病。中国尘肺患者累计超过 60 万,目前尚无根治的药物。我国法定 12 种尘肺,包括硅肺、煤工尘肺、石墨尘肺、碳墨尘肺、滑石尘肺、水泥尘肺、云母尘肺、陶工尘肺、铝尘肺、电焊工尘肺、铸工尘肺、石棉肺。

一、病因

粉尘吸入后绝大部分被排出,但仍有一部分长期滞留在细支气管与肺泡内,不断被肺泡巨噬细胞吞噬,这些粉尘及吞噬粉尘的巨噬细胞是主要致病因素。一系列的研究表明,尘肺病变形成后,肺内残留的粉尘还继续与肺泡巨噬细胞起作用,这是尘肺患者虽然脱离粉尘作业但病变仍继续发展的主要原因。

二、诊断

(1)尘肺诊断的前提条件是必须有确切的职业性粉尘接触史。

(2)尘肺患者虽可有不同程度的呼吸系统症状和体征及某些实验室检查的异常,但均不具有明确的特异性,因此只能作为尘肺诊断的参考。

(3)临床检查和实验室检查重点是排除其他肺部疾病,如肺结核、肺癌及其他各种弥漫性肺纤维化、结节病、含铁血红素沉着症等。

三、临床表现

(一)症状

尘肺的症状包括胸痛、呼吸困难、咳嗽、咳痰、反复感染、咯血等局部症状和其他全身症状。

(二)体征

1.呼吸道

呼吸道可见鼻腔黏膜萎缩、咽部发红、黏液增多等,病情进展或出现并发症时可见唇、甲发绀及呼吸困难等。

2.肺部体征

早期多无明显阳性体征,有时可听到呼吸音粗糙、减弱等,晚期肺部体征常与并发症有关。

3.心脏体征

合并肺源性心脏病时临床可以检查到心力衰竭各种征象,其余多无阳性体征。

四、并发症

常见的并发症:呼吸道感染,肺结核,晚期尘肺可导致肺源性心脏病、呼吸衰竭、气胸;肺癌、间皮瘤主要见于石棉肺患者。

五、治疗

(一)治疗原则

(1)尘肺患者应及时调离粉尘作业,并根据病情需要进行综合治疗。积极预防和治疗肺结核及其他并发症,以期减轻症状、延缓病情进展,提高患者寿命、提高患者生活质量。

(2)医学界常用克矽平、柠檬酸、粉防己碱、羟基哌喹、磷酸哌喹等这些药物来减轻症状、延缓病情进展。在用上述药物治疗的同时应积极对症治疗,预防并发症,增强营养,生活规律化和适当的体育锻炼。

(二)并发症治疗

1.合并感染的治疗

合并肺结核时加用抗结核药物治疗,合并细菌感染加用抗生素治疗。

2.气胸的治疗

单侧少量气胸且症状不明显者给予吸氧、卧床休息即可,咳嗽剧烈者可给予镇咳药,大量气胸者给予胸腔闭式引流。

3.肺源性心脏病

控制感染,控制心力衰竭,低流量持续给氧,血管扩张剂的使用以减轻心脏负担增加心排血量,改善通气,纠正电解质平衡紊乱。

4.呼吸衰竭的治疗

治疗呼吸衰竭最重要的措施是用足量、有效的抗生素迅速控制肺部和支气管的感染;解除支气管痉挛,保持呼吸道通畅,清除阻塞呼吸道的黏稠分泌物,必要时插管吸痰。吸氧:缓解缺氧、改善症状。改善通气:可采用呼吸兴奋剂,严重通气不良者,给予呼吸机辅助通气,提高氧分压,排出二氧化碳;纠正酸中毒。

5.大容量全肺灌洗术

基本方法:患者在静脉复合麻醉下,双腔支气管导管对位及两肺分隔满意后,对侧肺接纯氧通气,灌洗侧肺接灌洗装置。灌洗液用 37 ℃无菌生理盐水,每次灌洗量 500～1 500 mL,每侧灌洗不超过 15 次,灌洗总量 10～20 L 不等,历时约 1 小时。直到灌洗回收液由黑色混浊变为无色澄清为止。

六、护理

(一)护理评估

职业史、既往史、精神状态、身高体重、生命体征、呼吸形态、肺部体征、动脉血气分析值、痰液情况、自理能力、神志意识、食欲、皮肤完整性、皮肤及指(趾)甲有无发绀。

(二)冬季护理

冬季是呼吸道感染、支气管哮喘等疾病的高发期。做好尘肺患者的冬季护理,减少上述疾病的发生发展,对延缓患者的病情,延长尘肺患者的寿命有着至关重要的意义。做好尘肺患者的冬季护理主要有以下几方面。

1.保持室内气温适宜

气温寒冷是导致上呼吸道、肺内感染的主要因素。因此要保持居室的适宜温度、整洁及空气新鲜,对减少上呼吸道感染有积极的预防意义。

2.心理护理

保持良好的情绪和乐观的精神状态,避免不良的应激性精神因素刺激,积极配合医疗保健,可使疾病向有利于健康的方面转化。

3.增强患者的体质

患者根据实际情况,坚持做医疗体操,以提高机体的抗病能力,如打太极拳、练气功,清早散步等。既能增强体质,又能锻炼心肺功能,避免过度劳累。

4.饮食及生活起居的护理

由于尘肺患者的脾胃运动功能失常,因此应选择健脾开胃、有营养、易吸收的饮食,如瘦肉、鸡蛋、牛奶、豆粉、新鲜蔬菜和水果。忌食过冷和油腻性食物。尘肺患者应格外注意气候的变化,及时增减衣物,预防感冒。

(三)尘肺并发症的护理

1.合并呼吸道感染的护理

(1)保持病室空气新鲜,每天通风2次,每次15～20分钟,冬季注意保暖,避免着凉。

(2)遵医嘱正确留取痰标本,并根据药敏实验结果使用抗生素。

(3)观察患者咳嗽的性质,痰液的色、质、量及气味,发现异常及时通知医师。

(4)定时测量并密切观察体温变化,高热需卧床休息。

(5)遵医嘱持续低流量吸氧2 L/min。

(6)保证湿化吸氧,定时消毒湿化瓶及更换湿化瓶内的液体。

(7)指导并鼓励患者有效排痰,必要时予以协助,痰液黏稠者可遵医嘱予雾化吸入或祛痰药。

(8)避免烟雾及灰尘的刺激,吸烟者劝告其戒烟。

(9)鼓励患者多饮水,每天1 000～1 500 mL。适当补充蛋白质和维生素增强机体抵抗力。

2.合并气胸的护理

(1)做好心理护理。

(2)观察患者胸痛、咳嗽、呼吸困难的程度,及时与医师联系采取相应的措施。

(3)卧床休息,给予吸氧,避免用力和屏气。

(4)给予高蛋白饮食,适当进粗纤维饮食,保持大便通畅。

(5)有引流管按胸腔闭式引流护理。

3.合并肺源性心脏病的护理

(1)加强巡视,并观察呼吸、心率、心律、血压、尿量及意识等生命体征的变化。

(2)正确记录出入量。

(3)根据病情限制输液量、控制输液速度,输液量每天不超过 1 000 mL,速度不超过每分钟 30 滴。

(4)必要时,遵医嘱给予洋地黄等药物,注意观察药效及毒性反应。

第四节　职业中毒性呼吸系统疾病

职业中毒性呼吸系统疾病是指在职业活动中,某些化学物质直接作用于呼吸系统,导致气道与肺组织炎症、结构破坏而引起以呼吸功能障碍为主的全身性疾病。短时间内吸入较高浓度的刺激性化学物质可引起肺泡上皮细胞和肺毛细血管内皮通透性增加而导致非心源性肺水肿;长时间接触低浓度刺激性气体则可引起慢性阻塞性肺疾病。

一、病因

在生产与生活环境中有许多化学物质以气态或气溶胶状态通过呼吸道吸入而直接损害呼吸系统,高浓度接触可引起急性呼吸系统损害。如因生产布局不合理、工艺落后、管道设备保养不当而长期发生跑、冒、滴、漏现象,劳动者在此环境下,则可引起慢性阻塞性肺疾病。

二、临床类型及表现

(一)急性化学性呼吸系统疾病

1.急性化学性气管-支气管炎

短时间内吸入高浓度刺激性气体后,出现咳嗽、胸闷、胸骨后痛、咳痰,可有痰中带血、气急;常伴有鼻塞、流涕、咽痛、畏光、流泪,并可有眼结膜、咽部充血及水肿。

2.化学性肺炎

化学性肺炎可分为以下两种类型。

(1)中毒性肺炎:因短时间内吸入高浓度具有刺激性的化学物质引起,临床上主要表现为咳嗽、咳痰、气急、咯血、胸痛、发热等,常先有或伴有流泪、眼刺痛、畏光、咽痛、呛咳、胸部紧迫感、声音嘶哑等眼及上呼吸道刺激症状。

(2)吸入性肺炎:因吞吸液体性化学物质如汽油、煤油等类脂质化合物所致的肺炎。临床表现为剧烈呛咳、胸痛、痰中带血或铁锈色痰、呼吸困难、乏力、发热。

3.化学性(中毒性)肺水肿

肺水肿是吸入刺激性气体后较严重的临床表现,由于它的发生是化学物质作用于肺组织并引起损伤的结果,故需一定的演进时间,临床称之为"诱导期",常称潜伏期。诱导期的长短与刺激性气体本身的理化性质、化学物质的毒性强度及作用时间有直接关系;与患者的体力负荷、心肺功能、个体敏感性、联合致病因子、治疗情况等因素有关。

化学性肺水肿的临床特点为在呼吸道刺激反应的基础上,可经一段症状缓解期后,一般在接触化学物质后数小时至 24 小时变化最常见,常称"水肿期",表现为突然发生呼吸急促、严重胸闷气憋、剧烈咳嗽,大量泡沫痰,每分钟呼吸频率常达 30 次以上,并明显发绀、烦躁不安、大汗淋漓,不能平卧。36 小时左右常为中毒性肺水肿的发展高峰,重者可发生气胸、纵隔气肿,甚至急性呼吸窘迫综合征、多器官功能障碍,危重患者到晚期则可因通气功能障碍而引起二氧化碳潴留。

4.急性呼吸窘迫综合征

急性呼吸窘迫综合征是化学性肺水肿发展的最严重阶段,其临床表现如下:①突然发生进行性呼吸窘迫,呼吸频率>28 次/分;②氧合指数(PaO_2/FiO_2)≤40.0 kPa(300 mmHg);③正位 X 射线胸片显示双肺均有斑片状阴影;④肺动脉嵌顿压>3.3~4.0 kPa(25~30 mmHg)。

5.阻塞性细支气管炎

有些刺激性气体如光气、氮氧化物、有机氟热裂解气等引起的肺水肿,在恢复后 2～6 周又可出现逐渐加重的咳嗽、发热、呼吸困难,甚至死于急性呼吸衰竭。

6.反应性气道功能不全综合征

某些刺激性化学物质急性吸入后所致临床表现仅为哮喘样发作,伴有明显呼吸困难、咳嗽、胸闷、双肺哮鸣音等,且症状不易缓解,病程常持续 3 个月以上。

(二)慢性阻塞性肺疾病

主要症状如下。①呼吸困难:为慢性阻塞性肺疾病最重要的症状。②慢性咳嗽:通常为首发症状,初起咳嗽呈间歇性,早晨较重。以后早晚或整日均有咳嗽,少数病例咳嗽伴有咳痰,也有少数病例虽有明显气流受阻但无咳嗽症状。③咳痰:咳嗽后通常咳少量黏液性痰,部分患者在清晨较多,合并感染时痰量增多,常有脓性痰。④喘息和胸闷。⑤其他症状:全身性症状,如体重下降、食欲减退、外周肌肉萎缩和功能障碍、精神抑郁和(或)焦虑等。

三、诊断

(一)职业性急性化学物质中毒呼吸系统疾病的诊断

根据短期内接触较大剂量化学物质的职业史,以急性呼吸系统损害为主的临床表现,结合实验室检查和现场职业卫生学调查资料,经综合分析排除其他病因所致类似疾病后,方可诊断。

(二)职业性刺激性化学物质致慢性阻塞性肺疾病的诊断

根据长期刺激性化学物质高风险职业接触史、相应呼吸系统损害的临床表现和实验室检查结果,以及发病、病程及职业暴露的关系,结合工作场所动态职业卫生学调查、有害因素监测资料及上岗前的健康检查和系统的职业健康监护资料,综合分析,排除其他非职业因素的影响,方可作出诊断。

四、治疗

(一)职业性急性化学物质中毒性呼吸系统疾病的治疗

1.现场急救处理及病因治疗

迅速安全脱离现场,安静、保暖;彻底清洗眼、皮肤污染;严密观察病情,对症处理。

2.保持呼吸道通畅

给予支气管解痉剂、止咳化痰药、雾化吸入消泡剂;吸入具有腐蚀性的气体时,应及时开展电子喉镜检查,清除脱落黏膜组织,必要时气管切开。

3.合理氧疗

原则是根据病情选择合适的给氧方法,用最低有效浓度的氧,在最短时间内达到纠正低氧血症的目的,使动脉血氧分压维持在 $10.7\sim13.3$ kPa（$80\sim100$ mmHg）。

4.液体管理

高通透性肺水肿是急性化学性肺损伤的病理生理特征,肺水肿的程度与预后呈正相关,因此,通过积极的液体管理改善肺水肿具有重要的临床意义。

5.非异性的拮抗剂

局部的炎症反应是化学性肺水肿发生和发展的重要机制,针对发病主要环节予以糖皮质激素,减轻肺部和全身炎症反应,达到拮抗作用。

6.控制继发感染

采用静脉给予抗生素,同时口服或咽部局部应用抗生素。

7.其他治疗

自由基清除剂;改善微循环;利尿;雾化吸入;加强营养支持。

(二)职业性刺激性化学物质所致慢性阻塞性肺疾病的治疗

(1)职业性刺激性化学物质致慢性阻塞性肺疾病的患者,应尽早脱离接触刺激性化学物质的工作环境。

(2)尽量避免接触环境中刺激性烟、雾、尘等。

(3)药物治疗:包括局部用药和全身用药,局部用药如支气管舒张剂、糖皮质激素,全身用药包括磷酸二酯酶-4抑制剂、抗氧化剂等治疗。

(4)氧疗:长期氧疗目的是使患者在海平面水平静息状态下达到 PaO_2 >8.0 kPa（60 mmHg）和(或)使 SaO_2 升至 90%,以维持重要器官的功能,保持周围组织的氧气供应。

(5)通气支持:无创通气可用于极重度职业刺激性化学物质所致慢性阻塞性肺疾病的稳定期患者。

(6)康复治疗:康复治疗包括呼吸生理治疗、肌肉训练、营养支持、精神治疗等多方面措施。

五、护理

(一)护理评估

职业史、毒物接触史、既往史、精神状态、身高体重、生命体征、呼吸型态、肺部体征、动脉血气分析值、痰液情况、自理能力、神志意识、食欲、皮肤完整性、皮肤及指(趾)甲有无发绀。

(二)一般护理

保持环境安静、舒适、空气新鲜。给予卧床休息和生活护理,满足患者生活需要。保持床单位的清洁、干燥、平整、无污迹。遵医嘱正确给药,维持水、电解质、酸碱平衡,正确调整补液速度。定时翻身,预防压疮发生。高热时按高热护理常规。急性期禁食,以后根据病情给予相应饮食。

(三)呼吸道护理

1.保持呼吸道通畅

(1)雾化吸入:采用面罩式氧驱动雾化吸入装置,可通过高速氧气把药物变成细微的气雾,吸入至气管、支气管和肺泡,起到稀释痰液、利于排痰、消炎、解痉、平喘等作用。同时,在面罩式氧驱动雾化吸入治疗过程中患者可持续得到充足的氧气供给。雾化吸入后协助患者翻身叩背,以便于排痰。因雾化液中含有糖皮质激素,用药后必须漱口,否则会导致口腔真菌感染或被咽下进入消化道进而作用于胃部。

(2)协助患者翻身叩背:每2小时翻身1次,翻身同时,可用手掌均匀叩击患者的背部。叩击时手掌微曲呈勺状,自下而上,由远及近进行,使气管及支气管壁上的痰块松动、脱落,以利于痰液及时排出。操作时需注意观察患者意识、血压、心率、呼吸、血氧饱和度等指标变化,如有异常立即暂停。

(3)床旁备好吸引器、气管切开备用物等抢救物品,以备患者出现喉痉挛或喉头水肿产生窒息时采取急救措施。

2.氧疗护理

入院早期给予吸氧,氧流量为3～5 L/min,缺氧较重者使用面罩吸氧5 L/min。如给予普通氧疗难以改善低氧血症,可改用双水平气道正压通气。护理中,要注意保持吸氧管路的通畅,每天2次鼻腔护理,氧气导管勿扭曲受压,有堵塞及时更换,以保证患者有效地吸入氧气。同时密切观察患者的缺氧症状有无改善,监测血氧饱和度、血气分析的变化,根据病情变化合理选择氧疗装置及调整氧流量。

3.机械通气

患者如因普通氧疗未明显改善低氧血症,可改用经口鼻面罩双水平呼吸机无创通气。参数设置:吸气气道正压14～16 cmH$_2$O,呼气气道正压4～6 cmH$_2$O,呼吸频率12～18次/分,氧浓度30%～50%。治疗1～2小时后,动脉血气分析示氧分压明显回升,患者恢复稳定的自主呼吸及血氧分压后可撤除呼吸机。目前认为,双水平气道正压通气可使呼气时肺泡仍能维持正压、阻止肺泡萎缩,并可使部分已关闭的肺泡又重新充气,增加功能残气量,减少毛细血管渗出,促进水肿液的吸收,从而防止病情加重。

(1)宣教指导:患者及家属不可擅自调节氧流量,指导其连接和拆除面罩的方法。解释呼吸机有自动漏气补偿功能,因此漏气时会出现流速增大的现象,可能造成患者不适,不必紧张。指导患者放松呼吸并尽量做到经鼻呼吸,保持口腔关闭,否则气体进入消化道会引起胃胀气,影响治疗效果。指导患者保持咳痰意识,定时咳痰,保持一定的饮水量(每天 500 mL 以上),以保持气道湿润,痰不干结。进食、说话、下床活动等可摘下面罩。

(2)观察要点:观察患者的无创通气治疗效果,如呼吸频率、意识变化,监测血气分析指标变化。观察呼吸机工作状态、同步性、管道流畅等。观察面罩位置、松紧度及皮肤是否受压。注意观察管道连接是否正确、有无漏气,湿化液量、温度,集水瓶方向保持向下。每次交接班时查看参数设置有无变化,及时处理报警信号。

(3)呼吸机管路消毒:呼吸机在使用中需维持一定的湿化度,反而有利于细菌生长繁殖,故应定期消毒呼吸机的过滤膜、管道、鼻面罩、湿化器。如沾有分泌物、痰痂、血渍,消毒前应先用清洗剂浸泡、清除。

第五节　肝性脑病

一、定义

肝性脑病是严重肝病引起的、以代谢紊乱为基础的中枢神经系统功能失调的综合病征。

二、疾病相关知识

(一)流行病学特征

世界各国肝硬化年发病率在(25～400)/10 万,青壮年多见,35～50 岁为发病高峰,而肝性脑病是晚期肝硬化最严重的并发症,也是肝硬化患者最常见的死亡原因。

(二)临床表现

1. Ⅰ期(前驱期)

轻度性格改变和行为改变。应答尚准确,但吐词不清。

2. Ⅱ期(昏迷前期)

Ⅱ期以意识错乱、睡眠障碍、行为失常为主,较前一期症状加重。

3. Ⅲ期(昏睡期)

Ⅲ期以昏睡和精神错乱为主要表现,大部分时间呈昏睡状态。

4. Ⅳ期(昏迷期)

神志完全丧失,不能唤醒。

(三)治疗

(1)及早识别并纠正或去除诱因。

(2)减少和去除肠道氨源性毒物的生成和吸收:限制蛋白质的摄入、清洁肠道、口服抗生素。

(3)促进体内氨的清除:门冬氨酸鸟氨酸等药物的应用。

(4)其他:支链氨基酸、肝脏支持、对症治疗等。

(四)康复

(1)积极去除诱因,配合医师用药治疗。

(2)注意安全防护,防止坠床撞伤等意外。

(五)预后

预后主要取决于肝功能衰竭的程度。肝功能较好、分流术后由于进食高蛋白引起的肝性脑病因诱因明确且易消除,预后好;有腹水、黄疸、出血倾向的患者因肝功能差,预后较差。暴发性肝衰竭所致的肝性脑病预后最差。

三、专科评估与观察要点

(1)观察肝性脑病的早期症状,如有性格、行为异常,观察患者有无理解力、计算力的异常。

(2)观察患者思维、认知的变化,以判断意识障碍程度。

(3)加强生命体征的观察,监测瞳孔变化。

(4)观察尿量、排便情况,定期复查血氨、肝功能、肾功能、电解质变化。

四、护理问题

(一)意识障碍

意识障碍与血氨增高、大脑处于抑制状态有关。

(二)有受伤的危险

受伤与肝性脑病致精神异常、烦躁不安有关。

(三)知识缺乏

缺乏预防肝性脑病发生的知识。

五、护理措施

(一)意识障碍的护理

1.监测生命体征

严密监测生命体征变化,观察患者神志、性格、行为及瞳孔的变化。发现异常立即通知医师,积极给予相应的处理。

2.饮食

昏迷者开始数日禁食含蛋白质食物,供给碳水化合物为主的食物,神志清醒后可逐渐增加蛋白质饮食,每天 30～40 g,给予植物蛋白为宜。

3.昏迷患者的护理

(1)取仰卧位,头偏向一侧,保持呼吸道通畅,吸氧。床头备吸引器。

(2)给予口腔及皮肤护理,预防感染及压疮。

(3)用床挡保护,以防坠床。

(4)留置导尿管,观察尿量、颜色、气味。准确记录出入量,并做好留置导尿管的护理。

(5)遵医嘱使用保肝、降氨药物,观察神志变化,评估药物作用,观察不良反应的出现。

4.避免各种诱发因素

(1)禁止给患者安眠药和镇静的药物。

(2)防止感染:防治皮肤、呼吸系统、泌尿系统感染,遵医嘱及时应用抗生素。

(3)防止大量补液引起低血钾、低血钠,加重肝性脑病。

(4)避免快速放尿和大量放腹水,防止水、电解质紊乱和酸碱失衡。

(5)保持大便通畅,有利于清除肠内含氮物质。

5.心理护理

安慰患者,向家属做好解释工作,建立信心,配合治疗。

(二)有受伤危险的护理

(1)环境:有可能导致患者损伤的物品要远离患者,如玻璃杯、筷子、暖瓶等,有条件者可在桌椅尖部加护垫,以防撞伤。

(2)24小时陪护,使用床栏,防坠床。必要时使用约束并做好皮肤护理,观察皮肤血运情况。

(3)注意个人卫生,剪短指甲以防抓伤。

(4)加强巡视,床头交接班,预防意外发生。

(三)知识缺乏

(1)向患者及其家属介绍肝脏疾病和肝性脑病的有关知识和导致肝性脑病的各种诱因,减少或预防肝性脑病的发生。

(2)向家属讲解肝性脑病的常见症状和治疗、护理方法,以取得家属配合,减少恐慌。

(四)用药指导

应用精氨酸时速度不可过快,以免引起流涎、面色潮红;使用灌肠时间不宜过长,禁用碱性液灌肠。

(五)自理能力评估与指导

患者的自理能力评估需要护理人员的很大帮助或完全帮助。

六、健康指导

(1)指导患者及家属制订合理的饮食原则,不宜进食过量蛋白质及避免粗糙食物,戒酒。

(2)养成良好生活习惯,避免各种感染,保持排便通畅。

(3)指导患者按医嘱规定的剂量、用法服药,了解药物的不良反应;指导患者及家属应慎用镇静药、麻醉药。

(4)指导患者及家属监测肝性脑病发生时的早期征象,定期复诊,出现异常积极就诊。

七、护理结局评价

(1)患者及家属心态平和,可以积极应对疾病。

(2)病情转归,未发展成深昏迷状态。

(3)患者及家属了解疾病的健康知识,减少肝性脑病的发生率。

第六节 痛 风

一、定义

痛风是嘌呤代谢紊乱和（或）尿酸排泄减少所引起的一种晶体性关节炎,临床表现为高尿酸血症和尿酸盐结晶沉积所致的特征性急性关节炎、痛风石形成、痛风石性慢性关节炎,并可发生尿酸盐肾病、尿酸性尿路结石等,严重者可出现关节致残、肾功能不全。

二、临床分类

痛风分为原发性痛风和继发性痛风两大类。原发性痛风除少数由于遗传原因导致体内某些酶缺陷外,大都病因未明,并常伴有中心性肥胖、高脂血症、高血压、冠心病、动脉硬化、糖尿病及甲状腺功能亢进等。继发性痛风是继发于白血病、淋巴瘤、多发性骨髓瘤、溶血性贫血、真性红细胞增多症、恶性肿瘤、慢性肾功能不全、某些先天性代谢紊乱性疾病（如糖原累积病Ⅰ型）等。呋塞米、乙胺丁醇、水杨酸类（阿司匹林、对氨基水杨酸）及烟酸等药物,也可引起继发性痛风。临床诊疗工作中习惯把"原发性省略",我们通常所说的"痛风"一般都指原发性痛风。

痛风见于世界各地区、各民族,是男性炎症性关节炎的最常见原因,绝经前女性少发,服用利尿剂或绝经后女性可发生。我国部分地区的流行病学调查显示,近年来我国高尿酸血症及痛风的患病率直线上升,这可能与我国经济发展、生活方式和饮食结构改变有关。

三、临床表现

临床表现主要是由于血清尿酸持续升高,尿酸盐沉积于关节、软组织、软骨、骨骺及肾脏等处而引起的。

（一）痛风的发病年龄

40～50岁达高峰,男性多见,女性很少发病,如有发生大多在绝经期后。

（二）常有反复发作性关节疼痛史

起病急骤,多数于半夜或清晨发作,常见第一跖趾关节受累。关节局部疼痛、皮色潮红,甚至发亮,活动受限。开始累及单个关节,而后累及多个关节,可伴有发热。轻者在数小时或 1～2 天内自行缓解,重者持续数日或数周后消退。炎症消退后,局部皮肤呈暗红,皮肤皱缩。数日或数年后可再发,以后转入慢性期。

(三)痛风石

痛风石多见于耳轮、前臂伸面、第一跖趾、手指、肘部等处。结石起初质软,以后质地越来越硬,并可溃破形成瘘管。

(四)常见诱发因素

关节损伤、穿紧鞋、走长路、外科手术、饱餐饮酒、过度疲劳、受冷受湿及感染等都可能是诱发因素。

(五)慢性关节炎

如炎症反复发作可引起关节骨质侵蚀缺损及周围组织纤维化,使关节发生肿大、僵硬、畸形,导致关节活动受限,影响肢体运动功能。

(六)肾脏病变

患者出现肾结石或肾盂肾炎,晚期可出现肾绞痛、血尿、少尿甚至尿闭等。严重者伴有尿毒症症状。

四、辅助检查

(一)血尿酸测定

不同的检测方法结果不一。通常尿酸氧化酶法检查男性正常值: $420\ \mu mol/L(70\ mg/L)$;女性比男性低 $60\ \mu mol/L(10\ mg/L)$ 左右。

(二)滑囊液检查

急性期如踝、膝等较大关节肿胀时,可抽取滑囊液进行旋光显微镜检查,于白细胞内可见双折光的针形尿酸钠结晶,有诊断意义。

(三)X 线检查

早期除软组织肿胀外,关节显影正常,反复发作后有关节软骨缘破坏,关节面不规则,关节间隙狭窄。晚期骨质呈凿孔样缺损,边缘锐利。

五、诊断

诊断痛风最可靠的方法是在发作时从关节中抽取少量液体,并在显微镜下检查。如果发现尿酸结晶,就可诊断痛风。

六、护理

(一)一般护理

执行内科一般护理常规。

（二）饮食护理

1.限制嘌呤摄入量

严格限制嘌呤摄入，食物中的嘌呤量控制在 100～150 mg/d；选用嘌呤含量低的食物，如白菜、青椒、洋葱、青菜、苏打水、梨、蜂蜜、核桃等。避免食用菠菜、蘑菇、肉汁、动物内脏、海鲜等嘌呤含量高的食物。蛋白质摄入控制在1 g/(kg·d)；脂肪摄入控制在 20～30 g/d，提高糖类的摄入量（60％左右），如各类精制大米、玉米面、面粉等主食，糖类可以促进尿酸的排出。

2.限制每天总热量

痛风患者应该控制体重，每天总热量比健康人减少 10％～15％，不可多吃零食，也不可每餐吃得过多、过饱。病情较重时应以植物蛋白为主，碳水化合物应是能量的主要来源。

3.以碱性食物为主

尿酸在碱性环境中容易溶解，使尿液 pH 值在 7.0 以上可以减少尿酸盐结晶的沉积，应多饮水，每天 2 000～3 000 mL，多食用蔬菜、水果、坚果、牛奶等碱性食物。禁止饮酒，特别是啤酒，酒精容易使体内乳酸堆积，不利于尿酸排出。采用周期性植物性饮食，如黄瓜日、西瓜日、苹果日等，每周 2 次，间隔 3 天。

4.注意事项

（1）饮食控制不可过度，以免导致营养失衡加重痛风。

（2）伴有高血压、肥胖、高脂血症者限制钠盐和饱和脂肪酸的摄入。以植物油为主，少用动物油。钠盐每天限制在 2～5 g。

（3）大量的维生素 B 和维生素 C 能促进组织内淤积的尿酸盐溶解，故宜增加维生素 B 和维生素 C 的摄入。

（4）禁食浓茶、咖啡及辛辣食物，防止神经兴奋性过高。

（三）用药护理

（1）使用苯溴马隆、磺吡酮、丙磺舒，可有发热、皮疹、胃肠道反应等不良反应。使用期间，鼓励患者多饮水，口服碳酸氢钠等碱性药物。

（2）如果应用非甾体抗炎药，要密切注意有无活动性消化性溃疡或消化道出血的发生，此类药物应在餐后服用，以减轻药物对胃肠道的刺激。

（3）使用别嘌呤醇时，除有可能出现皮疹、发热、胃肠道反应外，还可能出现肝损害、骨髓抑制等，要密切关注。对于肾功能不全者，使用别嘌呤醇药量宜减半。

（4）使用糖皮质激素时要观察其疗效，并注意有无血糖增高、血压增高、消化道溃疡或出血、感染及有无症状的"反跳"现象。

（四）并发症护理

肾结石：痛风患者的肾结石发病率比普通人群明显增高，22%～40%的原发性痛风患者合并肾结石。

（1）正确留取血、尿标本完成痛风相关监测和肾脏功能监测。

（2）指导患者按医嘱正确服药，并观察治疗效果。

（3）进食优质低蛋白饮食以减轻肾脏负担。疾病早期蛋白摄入量为 1 g/kg，中晚期 0.6～0.8 g/kg。

（4）水肿患者遵医嘱使用利尿剂，同时适当限制水和钠的摄入以尽量减轻肾脏负担。

（5）防止泌尿系统感染：注意个人卫生，正确实施抗菌治疗。

（五）病情观察

（1）观察关节疼痛的部位、性质、间隔时间、有无夜间因剧痛而惊醒等。

（2）观察受累关节周围组织红、肿、热、痛的变化（皮肤颜色、肿胀程度、皮肤温度）和功能障碍。

（3）观察有无过度疲劳、受凉、潮湿、饮酒、饱餐、精神紧张、关节扭伤等诱发痛风急性发作的因素。

（4）观察有无痛风石体征，结石的部位，有无破损，有无症状。

（5）观察药物疗效及不良反应及时反馈给医师，调整用药。

（6）观察患者体温的变化，有无发热。

（7）监测血、尿中尿酸水平，肝、肾功能，以及血脂、血糖的变化。

（六）健康指导

1.知识宣教

向患者及家属讲解痛风的相关知识，说明本病是需要终身干预治疗的疾病，但经过积极有效的治疗，患者可以维持正常的生活。嘱其一定要保持心情舒畅，避免情绪低落或紧张；培养良好的生活方式；肥胖的患者要减轻体重；避免劳累、受凉、感染、外伤等诱发因素。

2.饮食指导

指导患者严格控制饮食，限制进食高嘌呤食物；忌饮酒，多饮水尤其是碱性水，多食碱性食物，有助于尿酸的排出。

3.适度活动与保护关节

急性期避免运动；运动后疼痛超过 1 小时，则暂时停止此项运动；不要长时间持续进行重体力劳动或工作,可选择交替完成轻、重不同的工作;嘱患者定时改变姿势,使受累关节保持舒适,若局部红肿,应尽可能避免其活动。

4.促进局部血液循环

可通过局部按摩、泡热水澡等保持局部血液循环,避免尿酸盐结晶形成。

5.自我观察病情

经常用手触摸耳轮及手足关节,检查是否有痛风石形成。定期于门诊复查血尿酸,随访。

第七节　类风湿关节炎

类风湿关节炎(rheumatoid arthritis,RA)是一种以累及周围关节为主的、多系统的自身免疫病。病因不明,多与遗传、感染、免疫因素有关。我国的发病率为 0.32%～0.36%,女性发病率为男性的 2～3 倍,可发生在任何年龄,发病高峰在 35～50 岁。该病目前主要以非甾体抗炎药为首选药物,结合免疫抑制剂、糖皮质激素以及生物制剂联合用药缓解症状,控制疾病发展,保护关节功能。

一、临床表现

类风湿关节炎的临床表现多样化,其病程、轻重、预后、结局都会有差异,类风湿关节炎从关节到全身多系统受累,为慢性、进行性、侵蚀性疾病。类风湿关节炎多呈慢性隐匿性发病,最常见的受累关节主要分布于腕关节、掌指关节、近端指关节,其次是膝关节、踝关节、足趾关节、肘关节、肩关节,颈椎的寰枢关节和下颌关节也可以受累。初期以乏力、低热、食欲缺乏、体重减轻、贫血、全身酸痛等全身症状为多见。关节症状以滑膜炎和关节结构破坏为主要临床表现,滑膜炎阶段应该进行积极、恰当的治疗,如病情逐渐加重,发展到关节结构破坏就很难逆转了。类风湿关节炎患者关节受累早期以关节疼痛与压痛、晨僵、肿胀、活动受限为主,关节畸形和功能障碍多见于晚期患者,常见的关节畸形有近端指间关节梭形肿大、掌指关节半脱位、尺侧偏斜、腕和肘关节强直、"天鹅颈"样畸形及"纽扣花"样畸形。关节肿痛和畸形导致功能障碍,严重者生活不能自理。关节病变可以致残,而关节外病变及其并发症则可以致死。

二、护理

(一)一般护理

(1)执行内科一般护理常规。

(2)急性期卧床休息减少体力消耗,保护关节功能。注意保暖,晨起可温水浸泡晨僵关节或温水浴缓解晨僵症状。

(二)饮食护理

给予高蛋白、高维生素,富含钙、钾,清淡、易消化饮食,忌刺激性食物。贫血患者增加含铁食物摄入。肥胖者控制热量摄入,防止膝关节负荷加重。适宜补充食物包括蔬菜、水果、蜂蜜、鱼油、蒜、香菇、木耳等;含钙丰富食物:牛奶及奶制品、洋葱等;含钾丰富食物:香蕉、橘子等;含铁丰富食物:牛羊肉、蛋黄等。

(三)用药护理

遵医嘱使用非甾体抗炎药、免疫抑制剂、糖皮质激素、生物制剂。监测患者的肝、肾功能,观察患者的胃肠道反应及使用生物制剂时的变态反应。

1.非甾体抗炎药

通过抑制环氧化酶,从而抑制花生四烯酸转换为前列腺素,起到抗感染解热镇痛效果。该药物作为类风湿关节炎治疗首选用药,镇痛效果好,但不能控制原发病的病情发展。其不良反应为消化道、肾脏和心血管反应,因此该类药物宜在饭后半小时服用,避免空腹服用造成胃部不适。定期检测肝、肾功能。老年患者和肾脏基础病患者应遵医嘱减少或停服该类药物。

2.免疫抑制剂

该类药物发挥作用慢,临床症状的明显改善需要1~6个月,不同免疫抑制剂的作用各有不同,甲氨蝶呤是该病的首选用药。因此用药期间叮嘱患者按时、按剂量长期用药,切勿擅自停服或调整剂量。在用药过程中观察不同药物相应的不良反应,遵医嘱进行处理。

(1)甲氨蝶呤:口服为主,4~6周起效,疗程至少半年。不良反应包括胃肠道反应、骨髓抑制和口炎,停药后多能恢复。

(2)来氟米特:使活化淋巴细胞的生长受抑制,可与甲氨蝶呤起到协同作用,常联合使用。不良反应包括胃肠道反应、肝功能损害、骨髓抑制和脱发。

(3)柳氮磺胺吡啶:从小剂量开始,减少不良反应。磺胺过敏患者禁用。

(4)羟氯喹:分两次服用。由于长期服用出现视物盲点,眼底"牛眼"样改变,因此每6~12个月应做眼底检查,少数患者出现心肌损害。

3.糖皮质激素

糖皮质激素能迅速缓解关节肿痛症状和全身症状,应用原则是小剂量、短疗程,与免疫抑制剂联合应用,并尽快递减糖皮质激素剂量至停用。存在心、肺、眼、神经系统等器官受累的重症患者可予以中至大剂量激素,病情控制后递减。使用糖皮质激素应注意补充钙和维生素 D,注意感染、高血压、血糖升高等不良反应。

4.生物制剂

生物制剂可对类风湿关节炎靶向性控制,包括白细胞介素-1(IL-1)拮抗剂、IL-6 拮抗剂等。用于最初免疫抑制剂治疗未能达标,存在预后不良因素的患者。其不良反应为变态反应、注射部位的皮疹、感染,尤其是结核分枝杆菌感染。有些生物制剂长期使用可使淋巴系统肿瘤发病率提高。因此在进行注射时应选择合适的部位,并监测患者肝、肾功能,定期进行肿瘤免疫学相关筛查。出现过敏后根据过敏程度处理:轻度过敏患者遵医嘱抗过敏治疗后从小剂量开始给药,中重度过敏患者遵医嘱减药或停止不再使用。

5.植物类药物

植物类药物包括雷公藤总苷、白芍总苷、雷公藤多苷。有明显的性腺抑制、骨髓抑制、肝损伤等不良反应,需要定时监测患者肝功能、肾功能、造血功能。备孕患者指导其有规律更换替代该类药物,必须服用的推迟受孕时间。白芍总苷的不良反应为腹泻,出现时遵医嘱停服该药,并予以对症处理。

(四)并发症护理

1.内脏血管炎

患者有头疼、发热、胸闷、消化道出血等症状,予以对症处理。

2.淀粉样变

淀粉样变表现为蛋白尿、肾病综合征、肾功能衰竭。患者须卧床休息,给予低盐、优质低蛋白饮食,准确记录出入量,预防感染。

(五)病情观察

(1)观察患者关节疼痛部位、疼痛性质。

(2)观察关节肿胀数量和活动受限程度、晨僵程度、畸形程度。

(3)观察患者关节外症状,如胸闷、心前区疼痛、腹痛、发热、呼吸困难等,提示病情严重。

(六)健康指导

(1)急性期卧床休息,病变关节制动。

（2）指导患者正确服用药物，切勿自行调整或停药。告知相关药物的不良反应。

（3）进食高蛋白、高维生素食物，少食辛辣、不易消化的食物。

（4）协助恢复期患者每天进行功能锻炼。

第八节　干燥综合征

干燥综合征（Sjögren syndrome，SS）是一种累及外分泌腺，以累及唾液腺和泪腺为主的慢性自身性免疫病。好发于女性，男女比例为 1∶（9～10），任何年龄均可发病，好发年龄为 30～60 岁。我国临床发病率为 0.29%～0.77%。

一、病因

干燥综合征的病因至今不清，一般认为是感染因素、遗传背景、内分泌因素等多种病因相互作用的结果。某些病毒如 EB 病毒、丙型肝炎病毒、HIV 等可能与本病的发生和延续有一定关系。病毒通过分子模拟交叉，感染过程中使易感人群或其组织隐蔽抗原暴露而成为自身抗原，诱发自身免疫性疾病。而流行病学调查显示干燥综合征具有明显的家族聚集倾向，该病患者的亲属易发生自身免疫性疾病。

二、发病机制

干燥综合征免疫功能紊乱为其发病及病变延续的主要基础。确切原因不明。由于唾液腺组织的管道上皮细胞起了抗原呈递细胞的作用。细胞识别后，通过细胞因子促使 T 淋巴细胞、B 淋巴细胞增殖，使后者分化为浆细胞，产生大量免疫球蛋白及自身抗体，同时自然杀伤细胞功能下降，导致机体细胞免疫和体液免疫的异常反应，进一步通过各种细胞因子和炎症介质造成组织损伤。

三、临床表现

干燥综合征多起病缓慢、隐匿，临床表现多样。

（一）局部表现

1.口干燥症

因唾液腺病变而引起下述症状：①有 70%～80% 患者诉有口干，严重者因口腔黏膜、牙齿和舌发黏以致在讲话时需频频饮水,进食固体食物时必须伴流质食物送下等。②猖獗性龋齿,即出现多个难以控制发展的龋齿,表现为牙齿逐渐变黑,继而小片脱落,最终只留残根,见于约 50% 的患者,是本病的特征之一。③成人腮腺炎,40% 的患者唾液腺对称性肿大且反复发作,累及单侧或双侧,10 天左右可自行消退,少持续性肿大。④舌可表现为舌痛,舌面干、裂,舌乳头萎缩而光滑,口腔可出现溃疡或继发感染。

2.干燥性角结膜炎

因泪腺分泌的黏蛋白减少而出现眼干涩、异物感、少泪等症状,甚至哭时无泪,部分患者有眼睑反复化脓性感染、结膜炎、角膜炎等。严重者可致角膜溃疡,甚至穿孔、失明。

3.其他浅表部位

鼻、硬腭、气管及其分支、消化道黏膜、阴道黏膜的外分泌腺体均可受累,使其分泌减少而出现相应症状。

(二)系统表现

除口眼干燥表现外,患者还可出现全身症状,如乏力、低热等。约有 2/3 患者出现外分泌腺体外的系统损害,表现如下。

1.皮肤

约 1/4 患者有不同皮疹,病理基础为局部血管的受损。特征性表现为紫癜样皮疹,多见于下肢,为米粒大小边界清楚的红丘疹,压之不褪色,分批出现,每批持续时间约为 10 天,可自行消退而遗有褐色色素沉着。还可有荨麻疹样皮疹、结节红斑等。

2.骨骼肌肉

70%~80% 的患者有关节痛,10% 发生关节炎;但关节破坏非本病的特点。肌炎见于约 5% 的患者,可有肌无力、肌酶谱升高和肌电图的改变。

3.肾

据国内报道有 30%~50% 患者有肾损害,其中 35% 为远端肾小管受累,引起 I 型肾小管性酸中毒,表现为低钾性周期性麻痹、肾性软骨病、肾钙化、肾结石、肾性尿崩症。通过氯化铵负荷试验可见到约 50% 患者有亚临床型肾小管性酸中毒。近端肾小管损害较少见。部分患者的肾小球损害较明显,出现大量蛋白尿、低白蛋白血症甚至肾功能不全。

4.肺

呼吸系统损害主要为肺功能异常,约 50% 患者有肺泡炎症,少数患者发生肺间质纤维化。临床上大部分无症状,重者出现干咳、气短,少数患者可因呼吸衰竭死亡。

5.消化系统

胃肠道可因其黏膜层的外分泌腺体病变而出现萎缩性胃炎、胃酸减少、慢性腹泻等非特异性症状。肝损害见于约 25% 的患者,临床上可无相关症状或出现肝功能损害等不同表现。另有部分患者可并发免疫性肝病,其中以原发性胆汁性肝硬化多见。慢性胰腺炎亦非罕见。

6.神经系统

10%患者可因血管炎累及神经系统。以周围神经损害为多见,中枢神经发病率低。

7.血液系统

本病可出现白细胞计数减少或(和)血小板计数减少,严重者可有出血现象。本病出现淋巴瘤显著高于正常人群,发病率要比正常人高 44 倍。

四、护理

(一)一般护理

(1)执行内科一般护理常规。

(2)保持病室适宜温度、湿度。保持口腔清洁,鼓励多饮水;保持眼部卫生,减少视疲劳,必要时给予人工泪液缓解眼干症状。急性期应卧床休息,减少体力和水分消耗,预防感染。

(二)饮食护理

给予清淡、易消化的软食,多饮水,鼓励含服生津食物如青梅、金橘、话梅,增加液态食物摄取(如粥类),膳食中提高新鲜水果、蔬菜摄入比例。避免刺激性食物,猖獗龋齿患者避免咀嚼坚硬食物。

(三)用药护理

干燥综合征尚无根治方法,主要采用替代疗法和对症治疗。

1.改善口干眼干药物

M3 受体激动剂,包括毛果芸香碱等。不良反应:眼刺痛,烧灼感,结膜充血引起睫状体痉挛,浅表角膜炎,颞侧或眼周头痛,诱发近视。眼部反应通常发生在治疗初期,并在治疗过程中消失。老年人和晶状体混浊的患者在照明不足的情况下会有视力减退。长期使用本品可出现晶状体混浊。局部用药后出现全身反应的情况罕见,但偶见特别敏感的患者,局部常规用药后出现流涎、出汗、胃肠道反应和支气管痉挛。

2.糖皮质激素免疫抑制剂治疗

如出现腺体外表现,肺间质改变,肝功能、肾功能及神经系统改变的患者,予以糖皮质激素结合免疫抑制剂治疗。需同时注意两种药物的不良反应。①糖皮质激素代谢紊乱引起的皮质功能亢进综合征:满月脸、水牛背、高血压、多毛、糖尿病、皮肤变薄等。②诱发或加重感染:注意个人清洁卫生,加强口腔护理,及时补充营养,提高抵抗力。③诱发高血压和动脉硬化:定时监测血压,适当活动,减少诱发该病的不良习惯。④骨质疏松、肌肉萎缩、伤口愈合延缓、股骨头坏死:遵照医嘱适量补充钙质,定期检测骨密度,选择适宜自己的锻炼,注意减轻股骨的负担。⑤诱发精神病和癫痫:及时与患者沟通,观察患者意识,发现异常及时通知医师。

3.免疫抑制剂的不良反应

胃肠道反应、骨髓抑制,用药期间需检测血常规、肝功能、肾功能、肿瘤标记物等。

(四)并发症护理

感染:定时监测体温。出现感染时观察感染部位、性质,协助留取标本,遵照医嘱抗感染治疗,观察疗效及用药后的不良反应。

(五)病情观察

(1)观察局部表现,如眼部、口腔黏膜干燥症状有无缓解,观察其他分泌腺受累情况;观察猖獗龋齿的数量、位置、松动程度,对进食的影响。

(2)观察患者是否出现全身症状,如乏力、发热等。

(3)准确记录出入量,监测患者血常规、尿常规、肝功能、肾功能。

(六)健康指导

(1)急性期患者应注意休息,保持室内空气新鲜。

(2)给予高维生素、清淡饮食,忌食辛辣、过热、过冷等刺激性食物,忌烟酒。

(3)每天液体摄入量＞2 000 mL。

(4)保持口腔湿润,避免使用抑制唾液分泌的药物及食物。观察口腔黏膜、牙龈、牙齿,选择适合的漱口液。

(5)保护角膜,遵照医嘱使用人工泪液滴眼。

第五章

外 科 护 理

第一节 颈动脉瘤

颈动脉瘤是指动脉血管直径超过正常动脉管径150%时的永久性局限扩张（颈动脉直径3～7 mm）。

一、病因

颈动脉瘤病因复杂，目前以动脉粥样硬化和创伤居多，此外，还有少部分是由放疗、动脉壁中层囊性变、肌纤维发育不良、先天遗传性疾病、Marfan综合征、白塞综合征以及大动脉炎引起的，总动脉动脉瘤尤其是分叉处动脉瘤最常见，其次是颈内动脉动脉瘤，而颈外动脉动脉瘤最少见。颈动脉瘤分为真性和假性动脉瘤，真性动脉瘤较常见，假性颈动脉瘤在临床上极其少见，多以个案或小宗病例的形式报道，依据典型的临床表现，该病的诊断一般并不困难。具体仍未明确，颈动脉壁弹力蛋白的水解、弹性减退是主要的原因，如动脉硬化、血管胶原病等；生物力学的持续压力（如高血压）是重要的危险因素，其他如感染、外伤、动脉炎、妊娠、梅毒、医源性损害也是可能的病因。

二、病理生理

正常的动脉由3层构成：血管内膜、血管中膜、血管外膜。血管内膜是血管壁的最内层，由与血液直接接触的内皮细胞构成。这些内皮细胞通过产生活性氧参与动脉瘤的形成。

根据发病机制将颈动脉瘤的病理生理表现分为3类。

(一)真性动脉瘤

真性动脉瘤的扩张累及所有的 3 层血管壁(内膜、中膜、外膜),动脉粥样硬化是最常见的病因。由于脂质在动脉壁沉积,形成粥样硬化斑块及钙质沉积,使动脉壁失去弹性,外膜滋养血管受压,血管壁缺血。在血流压力冲击下,动脉壁变薄部分逐渐扩张膨大而形成动脉瘤,多数呈梭形,病变多累及动脉壁全周,长度不一。瘤壁厚薄不均,常可发生自行破裂而引起大出血。

(二)假性动脉瘤

假性动脉瘤主要由创伤引起。动脉壁破裂后,血流通过破裂处进入周围组织而形成搏动性血肿。瘤壁由动脉内膜或周围纤维组织构成,瘤内容物为凝血块及激化物,瘤体呈囊状,与动脉相通,瘤颈部较狭窄。

(三)夹层动脉瘤

夹层动脉瘤主要由先天性动脉中层囊性坏死或退行性变所致。颈动脉壁中层发生坏死病变,当内膜受损破裂时,在动脉压血流冲击下,动脉中层逐渐分离形成血肿、扩张,并向远处延伸,动脉腔变为真腔和假腔的双腔状,形成夹层动脉瘤。

血管外膜由间质胶原、成纤维细胞、神经纤维和滋养血管组成,它参与了动脉瘤的发病机制。从主动脉根部到分叉,血管的滋养血管密度越来越稀。几十年来一直存在一种推测,密度逐渐降低的外膜滋养血管和主动脉远端逐渐升高的动脉瘤形成率存在某种潜在联系。然而,主动脉外膜滋养血管的节段性差异与动脉瘤形成的证据仍然不明确。

三、临床表现

颈部无症状的搏动性肿块,颈动脉瘤严重扩张可压迫周围组织引起相应症状,如压迫食管出现吞咽困难,压迫气管造成呼吸困难,压迫周围神经而出现相应神经损伤症状,还可能因为附壁血栓脱落而出现短暂性脑缺血发作或脑梗死症状,甚至出现动脉瘤破裂而造成大出血。有些动脉瘤可伴有疼痛症状。发现颈部肿块,有明显的搏动及杂音,少数肿块因瘤腔内被分层的血栓堵塞,搏动减弱或消失。发生在颈总动脉、颈内动脉的动脉瘤可影响脑部供血,瘤体内血栓脱落可引起脑梗死,患者可出现不同程度的脑缺血症状,如头痛、头晕、失语、耳鸣、记忆力下降、半身不遂、运动失调、视物模糊等。瘤体增大压迫神经、喉、气管、食管,可出现脑神经瘫痪、霍纳综合征、吞咽困难、呼吸困难等。

四、辅助检查

(一)计算机体层成像

计算机体层成像(computed tomography,CT)能详细了解颈动脉瘤的大小、位置,与颅内、外及周围组织的关系,尤其是计算机体层血管成像(computed tomography angiography,CTA)血管三维重建,更能清晰地显示瘤体与颈动脉的关系,可逼真地显示动脉瘤的形态、瘤颈的部位以及与周围结构的关系,为手术提供有价值的信息。

(二)磁共振成像

磁共振成像(magnetic resonance imaging,MRI)能显示瘤体大小、形态、部位及与颈动脉的关系,还可以从矢状面、冠状面和横切面 3 个方向显示肿瘤,利于区分颈动脉瘤和周围组织。

(三)数字减影血管造影

数字减影血管造影(digital subtraction angiography,DSA)可发现颈动脉瘤具体的大小、形态、位置、性质及腔内情况。

(四)彩色多普勒超声

彩色多普勒超声为无创检查,使用方便,费用较低,是颈动脉瘤的首选检查。可清楚显示瘤体的位置、大小及内部血流情况。同时可了解瘤体与周围血管的关系。

(五)腔内血管造影

腔内血管造影是诊断动脉瘤的"金标准",不仅有上述检查的所有好处,还可了解颅内血管的代偿情况以及判断形成瘤体内血流的状况。

五、诊断

一般有搏动性包块,辅助检查显示动脉直径超过正常颈动脉直径的 150% 时可确诊。但血管造影仍是诊断颈动脉瘤的"金标准"。

肿块位于颈侧部,有明显搏动及收缩期杂音,压迫肿块近心端动脉时,搏动减弱或消失,即可作出诊断。但遇肿块搏动及杂音不明显者,诊断较困难。DSA检查对确定诊断具有重要意义。由于动脉瘤形成的原因不同,DSA 显影也略有不同。先天性动脉瘤瘤体一般较小,自绿豆到黄豆大小,呈囊状,有蒂与动脉干连接;动脉硬化形成的动脉瘤可见到瘤动脉纤细弯曲,动脉腔变窄或粗细不均,瘤体呈梭形;外伤性动脉瘤为囊性或多房性。近年来应用磁共振血管成像(magnetic resonance angiography,MRA)诊断动脉瘤的价值日益受到重视。

MRA 是一种无创性检查方法,患者可免于动脉或静脉穿刺之苦,MRA 诊断动脉瘤较 DSA 更具优势。

颈动脉瘤与颈动脉体瘤的鉴别,前者为膨胀性搏动,常伴杂音,压迫颈动脉近心端,肿块明显缩小,搏动及杂音减弱或消失。而后者为传导性搏动,DSA 显示颈动脉分叉增宽,并可见肿块将颈动脉分叉推向前。

六、鉴别诊断

应注意与颈动脉体瘤鉴别,由于后者紧邻颈动脉,也可表现为无痛性的搏动性包块,此包块上下固定而内外可动,此外还需与增大的淋巴结、淋巴管瘤、颈部各种肿瘤、扁桃体周脓肿等鉴别。

七、治疗

未经治疗的颈动脉瘤发生脑梗死的风险高于 50%,确诊病例推荐手术治疗。

(一)外科手术

术前尽可能选择行两侧颈动脉及全脑血管造影,了解 Willis 环情况,指导患者做 Matas 试验,促使颅内血管建立侧支循环,为术中阻断颈动脉做准备。术中尽可能采取控制性低温(32 ℃),可降低脑耗氧量,延长颈动脉血流阻断时间,减少术后脑组织缺氧性损害。在游离颈动脉时应避免过度牵拉,尽可能减少栓子脱落的机会和对颈动脉窦的刺激。提高手术技巧,尽量缩短阻断颈动脉血流时间,术中阻断颈总动脉时应测颈动脉残端压,如颈动脉残端压达到 6.7 kPa(50 mmHg)以上,说明 Willis 环提供的侧支循环完全能够代偿颈动脉阻断后的脑血流,颈动脉残端压＜6.7 kPa(50 mmHg)时,颈动脉转流管在手术中有良好的保护作用;阻断颈动脉前,应行肝素化治疗以预防脑动脉继发血栓形成。术中切开颈动脉瘤后,将瘤内血栓及硬化斑块组织清除干净。吻合血管时用肝素盐水不断冲洗吻合口,以防发生凝血。颈动脉重建在移植材料的选择方面,大隐静脉为首选材料,因其为自体血管组织,相容性好,不发生组织排异,抗感染力强,易存活;且管径适中,分支较少,切取方便,管壁有一定厚度,可耐受动脉血流的长期冲击,不易逐渐发生膨胀扩张或形成动脉瘤。股浅动脉也为自体血管,抗感染力最强,具有一定机械强度,口径合适,是颈动脉重建的可靠材料,其缺点是附加一次血管吻合手术,增加手术的复杂性,并且有下肢缺血危险,不作为常规使用。人造血管选材方便,无长度、口径等限制,但存在以下不足:异物排斥反应,易感染,费用昂贵,也不作为常规使用。

手术治疗的原则是在维持脑组织足够血供的情况下,切除或孤立动脉瘤。颈动脉瘤切除并血管重建术是治疗颈动脉瘤的理想手术方式。但由于颈动脉特殊的解剖位置,对其瘤体的处理及颈动脉重建也有异于其他部位的动脉瘤。颈动脉瘤手术的主要危险是阻断颈总动脉或颈内动脉时间过长引起脑循环障碍,患者发生偏瘫或死亡。术前评估动脉瘤近、远侧累及的范围,动脉瘤大小,病因,以及来自对侧颈动脉和后循环的侧支循环状态。综合评估优化手术方案,对外科手术难以处理的病例应考虑后续的血管腔内介入治疗。

1.直接动脉结扎术

20世纪50年代之前直接动脉结扎术是颈动脉瘤的普遍治疗方式,存在较高的脑梗死发生率,一般限用于某些感染性动脉瘤或解剖因素所致远侧无法控制的病例。目前此术式基本弃用,此类患者可考虑血管腔内介入治疗。

2.颈动脉瘤切除、颈动脉血运重建手术

重建颈动脉循环可采用自体静脉,应用较多的是近段自体大隐静脉。如无适用的自体静脉,可选用人工血管。

3.颈动脉瘤缩缝成形或补片成形术

在处理较大的动脉瘤时,完整游离和切除瘤体可能导致较高的脑神经损伤发生率。建议行部分瘤体切除并补片成形术,减少迷走神经、喉返神经和舌咽神经损伤,同时保留了颈外动脉。

(二)血管腔内介入治疗

血管腔内介入治疗近年来也应用于颈动脉瘤的治疗,该技术可避免脑神经损伤,处理外科难以处理的病变,如一些进展到颅底的动脉瘤或者放疗导致的动脉瘤,罕见情况下的颈动脉内膜切除术后短期补片破裂或缝线断裂导致的假性动脉瘤,腔内治疗为佳,可以避免局部解剖时的炎症和粘连。颈动脉覆膜支架是高性能医用金属或高分子材料制作而成的,是在人体内长期留置的假体,其主要作用是对管腔进行有利的支撑和隔绝支架内外的血流,起到血液通道重建和扩张的作用,进而缓解颈动脉管腔过度膨胀导致的动脉破裂。随着颈动脉支架植入术在临床中的广泛应用,其带来的相关并发症和护理研究也随之增多。

根据瘤体大小及部位采取不同的手术方式。①较小囊性动脉瘤:游离瘤体,于颈部放置钳子,切除瘤体,缝合。②梭状动脉瘤:可切除动脉瘤及病变动脉后,做动脉端端吻合,必要时用人工血管或同种动脉替换切除的动脉。③夹层动脉瘤:切除病变动脉,用人造血管重建血流通道。对于高龄、严重心血管疾病无法耐受手术者,可行介入治疗。颈动脉瘤切除和颈动脉重建手术难度大、危险性较高,尤其是在瘤体巨大、瘤体部位解剖结构复杂、位置深在的情况下,或者患者一般情况较差,病情严重,不宜耐受开放手术等情况。血管腔内治疗相对外科开放手术具有创伤小、操作简单、术后恢复时间短、无疼痛等优点,脑保护装置的问世,也使腔内治疗有了安全保障。血管腔内治疗是利用覆膜支架覆盖颈动脉瘤瘤颈的远近端,将动脉瘤隔离并重建动脉管腔,恢复病变区域的血流动力学,使瘤腔内的压力降低,随着时间延长,动脉瘤腔内血栓形成,动脉瘤自行闭塞。

(三)并发症

1.动脉瘤破裂

动脉瘤破裂是因血压波动、术中机械刺激、术后抗凝治疗凝血机制改变引起的。瘤体的破裂与死亡率随着年龄的增长而上升。患者可突然出现精神紧张、痛苦表情、躁动、剧烈头痛、不同程度的意识障碍、小便失禁。

2.脑梗死

严重者可因脑动脉闭塞、脑组织缺血而死亡。

3.脑血管痉挛

若患者出现一过性神经功能障碍,如头痛、血压下降、短暂的意识障碍及肢体瘫痪,可能是脑血管痉挛所致。

4.颈动脉窦反应

由于行球囊扩张或支架植入后对颈动脉窦压力感受器刺激引起血压下降,心动过缓,重者可导致心搏骤停。护理人员应严密监测血压、脉搏(尤其在支架通过颈总动脉分叉处和高度狭窄的血管预扩张时),以及时发现异常。

八、护理评估

(一)术前评估

1.健康史

了解患者的发病情况,病程长短,是否患有其他部位的动脉瘤、甲状腺其他方面的肿瘤。有无颈部手术史,近期有无感染、劳累、创伤或精神刺激等因素;有无颈动脉瘤家族史。有无吸烟和长期卧床病史。患者有无心血管、呼吸、泌尿系统的疾病和隐性糖尿病,以及以往的治疗方法和结果,判断患者对麻醉和手术的耐受性。

2.身体状况

(1)全身和局部:注意有无脑缺血症状及程度,如上肢麻木,说话不清楚等。局部肿物大小、形状、质地,有无触痛、震颤、血管杂音等。局部疼痛程度,有无脑缺血症状,如头痛、头晕、失语、耳鸣、记忆力下降、半身不遂、运动失调、视物模糊等。

(2)辅助检查:了解患者血小板、血凝情况,血管超声、磁共振或 CTA 的结果。

(3)颈动脉造影的护理:经股动脉行双侧颈总、颈内动脉造影,为临床更好地了解瘤体与颈动脉的关系及压迫后侧支循环建立情况提供客观指标。选用非离子型造影剂碘海醇,对心、脑血管的刺激性相对较小。造影后按照护理计划平卧 24 小时,下肢制动平伸 6 小时,腹股沟穿刺区沙袋加压 6 小时,术后应用抗生素 3 天。

3.心理-社会状况

了解患者有无情绪不稳定、身体异常表现等导致的人际关系恶化;有无疾病造成的自我形象紊乱;有无因害怕手术而产生的焦虑和恐惧心理。了解患者及家属对颈动脉瘤的认识和手术的认识程度,家庭经济情况和承受能力,患者所在单位和社区的医疗保健服务情况。

(二)术后评估

1.术中情况

了解麻醉方式、效果,手术种类及病灶处理情况、术中出血与补液、输血情况。

2.术后情况

评估患者呼吸道是否通畅、生命体征是否平稳、神志是否清醒、切口敷料是否干燥及引流情况,患者的心理反应等;了解患者是否出现常见的并发症,如术区渗血、血肿、脑梗死、精神异常、半身不遂、口眼歪斜等。患者术后生命体征的变化及伤口疼痛的程度。评估患者的自理能力,以便采用不同的护理系统满足其治疗性护理的需要。术后患者对体位安置及肢体活动的目的和方法的认知程度,以及配合态度。患者是否了解抗凝治疗的临床意义和具体方法。术后有无并发症的发生和手术失败的迹象。

九、护理问题

(1)疼痛:与肿瘤巨大,压迫周围神经引起颈部或耳部疼痛有关。

(2)窒息、脑神经损伤等。

(3)知识缺乏。

(4)焦虑。

(5)脑血管痉挛。

（6）颅内出血可能：与动脉瘤夹滑脱有关。

（7）感染的可能：与放置各种管道有关。

（8）电解质紊乱：与脱水、禁食有关。

（9）癫痫的可能：与出血灶、手术瘢痕有关。

（10）便秘：与脱水、禁食、卧床有关。

十、护理目标

（1）患者疼痛缓解。

（2）患者并发症得到及时发现和处理。

（3）患者手术顺利。

（4）患者满意出院。

十一、护理措施

（一）术前护理

（1）健康教育，戒烟戒酒，避免劳累和紧张。心理护理。

支架植入体内属于异物置入，有一定危险性，患者常有恐惧、焦虑的心理状态，术前注意观察患者的表现，向患者介绍手术目的和意义、简单的手术程序和配合要点，必要时可向其介绍目前病房中已成功手术的病例，使其对手术有所了解，增强信心、减少顾虑。研究证明，与常规护理的对照组相比，开展心理护理的试验组可减轻患者手术前后的焦虑症状。

（2）监测血压，遵医嘱口服降压药物，并注意血压变化。

（3）特殊准备：因术中可能阻断患侧颈动脉，为促进患者颅内侧支循环建立，提高手术时大脑对缺血的耐受性和安全性，术前进行颈动脉压迫训练（Matas试验），即用手指压迫患侧颈动脉，阻断颈动脉血流。开始时每次压迫5分钟，每天1～2次。在患者不出现头晕、头痛及恶心等状况下，逐渐增加压迫时间至每次13～30分钟。

（4）术前准备：护理人员应了解手术的关键步骤，术中、术后可能的并发症及发生机制。明确分工，做好急救物品及药物的准备工作。术前3～5天口服抗血小板药，术前1天穿刺区域备皮，术前4～6小时禁食，监测脉搏、呼吸及血压，必要时遵医嘱给予地西泮10 mg肌内注射。

（二）术中护理

术中除了必要的药品和材料准备外，很重要的是对患者的严密监护，随时观察患者的意识、语言、运动和感觉功能，密切监测心率、呼吸、血压、血氧饱和度的变化并进行详细记录。另外,对术中的并发症要做相应的护理预防及处理措施。①脑血管痉挛:由于导管、导丝、造影剂及脑保护装置刺激血管内膜所致,表现为打呵欠、一过性意识丧失、嗜睡、烦躁多语、偏瘫。血管痉挛程度越强,临床症状越明显。护理人员应密切观察患者头痛程度、意识状况、肢体活动情况,以避免因脑缺血、缺氧时间过长而导致脑神经不可逆性损害,必要时可遵医嘱静脉缓慢滴入罂粟碱 60～180 mg/d 或尼莫地平 50 mg,防止血管痉挛。②脑梗死:缺血性脑卒中发生时间为术中到术后 3 小时,表现为言语障碍、对侧肢体神经功能缺损。术中在长鞘植入、导丝通过、球囊预扩及后扩、支架释放等关键步骤时,可能出现撕裂血管内膜和斑块,使栓子脱落而发生脑梗死,严重时患者出现瘫痪、昏迷、血压下降等症状,护理人员应密切观察病情,注意意识、瞳孔、面色、肢体活动变化,备好尿激酶等溶栓抗凝药物。经常询问患者有何不适,如出现言语障碍、肢体活动异常,及时通知医师进行处理。发生在术后的患者先行头颅 CT 检查排除脑出血,再行远端血管造影后,常规使用肝素及阿司匹林治疗。

(三)术后护理

(1)体位与活动:术后去枕平卧或去枕半卧位,血管移植后患者头部偏向健侧,以免移植血管扭曲。

(2)饮食:术后 6 小时应当进水,观察有无饮水呛咳和吞咽困难,之后逐渐给予流质食物及软食。

(3)病情观察:密切观察患者呼吸、脉搏、血压、心率等生命体征。

(4)伤口与引流的护理:注意伤口有无渗血,甚至血肿形成。有引流管者应保持引流通畅,观察引流液颜色、性质和量。

(5)严密观察病情变化,防止出血发生:①绝对卧床休息;②密切观察患者意识、瞳孔、生命体征变化,特别是血压的变化,血压升高时应遵医嘱给予降压药并观察用药后的效果;③保持病室安静,保证患者睡眠,避免不必要的刺激;④保持大便通畅,便秘时可使用缓泻剂和润滑剂;⑤密切观察癫痫发作情况,及时采取措施控制并预防癫痫的发作;⑥多与患者交流,消除患者焦虑、恐惧的不良情绪,保持情绪平静,必要时遵医嘱给予镇静药;⑦预防感冒,咳嗽严重时可遵医嘱给予止咳药。

(6)预防和控制感染:①严密观察神志及生命体征变化。②观察伤口敷料有无渗血、渗液情况,保持伤口敷料干燥。③及时记录引流的量及性质,保持引流通畅,引流管不可扭曲、受压及折叠。④定期更换引流袋,进行无菌操作,避免逆行感染。⑤保持病室内温度、湿度适宜。⑥保持病室内空气新鲜,每天定时通风,注意保暖。

(7)注意头痛情况,及时发现癫痫先兆,防止癫痫的发生:①密切观察癫痫症状发作的先兆、持续时间、类型,遵医嘱给予抗癫痫药。②注意头痛的性质及持续时间。③给予氧气吸入。④躁动时行保护性约束。

(8)卧床患者会发生肠蠕动减慢而引起便秘的发生,护理中应注意:①给予患者腹部按摩,从脐周顺时针按摩,以增加肠蠕动。②病情允许情况下鼓励患者增加活动量,解释运动与肠道活动的关系。③鼓励患者尽可能多饮水。④进行饮食指导,多吃粗纤维食物、水果及蔬菜。⑤必要时遵医嘱使用缓泻剂。

(9)遵医嘱使用扩血管药物,防止深静脉血栓等并发症的发生,术后注意肢体活动情况,穿弹力袜;有肢体活动障碍者,专人守护,防止意外发生。

(10)密切观察患者意识变化,及时检测血生化,准确记录 24 小时出入量,防止电解质紊乱发生。

脑水肿:预防性使用脱水、营养保护大脑药,如甘露醇 250 mL 静脉滴注;胞磷胆碱 50 mg、细胞色素 C 30 mg、三磷酸腺苷 40 mg 等。

压疮:定时进行骨隆突处按摩,勤翻身。

声嘶、进食呛咳:练习吞咽及发声动作,先少量饮水,3～4 天进流质食物、10 天后进半流质食物。

霍纳综合征:由于手术对交感神经的刺激,部分患者术后出现患侧上睑下垂、瞳孔缩小、半侧颜面无汗等症状,护士要了解其临床表现,勤观察、早发现。

十二、护理评价

(1)血压稳定,脑供血充足。

(2)术后能否咳嗽,及时清除呼吸道分泌物,保持呼吸道通畅。

(3)局部疼痛和搏动性肿物得到恢复。

(4)未发生并发症,防治措施恰当、及时,术后恢复顺利。

十三、健康指导

(1)定期随访:出院后应注意定期复查随访。

(2)指导服药:存在神经损伤的患者,指导服用神经营养药。术中血管重建的患者,指导口服阿司匹林等抗血小板药。

(3)保持平静心理,避免情绪激动。

(4)低脂、低热量、易消化饮食,宣传戒烟的重要性,鼓励彻底戒烟,适当休息,合理运动。

(5)起床时动作宜慢,先做起 10 分钟后再起床,忌突然转头。

(6)进行长期、严格、系统的抗凝治疗,不要间断,定期复查,注意观察有无出血倾向。

第二节 锁骨下动脉狭窄

锁骨下动脉狭窄是指动脉硬化或动脉炎症造成锁骨下动脉管腔变细,影响远端血流,一般最容易发生在双侧锁骨下动脉的起始部位,往往都在分出椎动脉之前。锁骨下动脉盗血是指由于锁骨下动脉近端狭窄或闭塞,其远端供血由椎动脉自上而下反向流动,经 Willis 环"盗取"颅内血液供给上肢,导致脑缺血,主要表现为椎-基底动脉供血不足。

一、病因

动脉粥样硬化是头臂干疾病最常见的病因,动脉管腔直径狭窄率超过 75% 称为重度病变,管腔内深的溃疡型斑块和血栓也被列入重度病变范畴。动脉粥样硬化病变可为单发或多发,可累及单支或多支血管,由于左锁骨下动脉是由主动脉弓直接发出,所以病变多位于左侧。感染性疾病(梅毒、结核等)可导致头臂干的动脉瘤样退行性改变,最常见于锁骨下动脉。多发性大动脉炎常同时累及头臂干三分支,好发于各支动脉起始段,其病程可分为急性炎症期和血管损伤硬化期。炎症病程逐渐出现动脉壁的纤维化增厚,当病程进展导致多支血管闭塞时可表现出明显的椎-基底动脉供血不足症状。同时先天性动脉畸形(主动脉弓狭窄,锁骨下动脉发育不良),外伤以及牵涉到锁骨下动脉的血管手术、放射性血管损伤、动脉瘤等也是常见病因。锁骨下动脉闭塞后,在基底动脉和锁骨下动脉之间存在着一种逆向压力差,当压力差相当于体循环收缩压的 10% 时,椎动脉血液停止并逆流向锁骨下动脉,以至于不仅上肢而且脑部供血有不同程度的下降。

二、解剖和生理

锁骨下动脉右侧起自头臂干,左侧起自主动脉弓,出胸廓上口弯向外,在锁骨与第 1 肋之间通过,到第 1 肋外缘处移行为腋动脉。以前斜角肌为标志,将其分为3段:第1段位于前斜角肌的内侧,越过胸膜顶前方,其前面的内侧有迷走神经,外侧有膈神经越过。第2段位于前斜角肌后方,其上方紧靠臂丛,下方为胸膜顶。第3段为前斜角肌外侧缘至第1肋外侧缘之间的部分,其外上方有臂丛神经、前方为锁骨下静脉。

三、病理生理

动脉粥样硬化是最常见的闭塞性病因,极少数属于先天性,罕见于胸部外伤、无脉症、巨细胞动脉炎、栓塞或瘤栓。

(一)动脉粥样硬化性

锁骨下或头臂干粥样硬化常同时在颅外颈部其他血管也有同样的损害。如一组168例患者中,经血管造影证实,80%同时存在着颈总、颈内、颈外或椎动脉损害。另一组74例成人患者中,37例(50%)同时有其他颈部血管损害,并以颈内动脉损害最常见,这是由于动脉粥样硬化是一种全身性血管损害的缘故。

(二)先天性

Pieroni报道一例经血管心脏X线造影证实的先天性锁骨下动脉盗血,该例锁骨下动脉近心段闭锁。先天性患者常同时有心血管缺陷,即本病如发生在主动脉弓左位或主动脉弓有缩窄时,则同时多存在着动脉导管未闭和室间隔缺损;如为主动脉弓右位,则常有法洛四联症。主动脉弓为右位,亦可见主动脉弓正常,锁骨下动脉呈局限性发育不良、闭锁或孤立。罕见的报道还有双侧锁骨下动脉近心段发育不良,同时有主动脉缩窄而出现双侧盗血者。

(三)医源性

有报道对12例法洛四联症施行Blalock Taussig分流术时,当将锁骨下动脉近心段和肺动脉吻合后,血管造影证实有"锁骨下动脉盗血";其中7例出现了基底动脉供血不足的症状。此外,由于右锁骨下动脉起于主动脉,且并行于食管的后面,对患畸形性吞咽困难者进行血管手术矫正时,也能引起本病。

(四)外伤性

车祸使胸部受伤,在锁骨下动脉上,椎动脉起始处的近心侧发生挫伤性血栓形成,从而导致本病。

(五)其他

如风湿性心脏病并发左锁骨下动脉第1段栓塞,无脉症,转移性癌栓和巨细胞动脉炎。

四、病因与发病机制

(一)"盗血"是虹吸作用所引起

在正常生理情况下,颅内动脉的动脉压低于主动脉弓或其分支的压力,以保持正常的颅内供血。当这种压力梯度发生颠倒,血液则可由头部向心脏方向逆流或流往上肢。"锁骨下动脉盗血"就是由于病变使锁骨下动脉的压力低于基底动脉的结果。动物实验发现,当急性闭塞犬的右锁骨下动脉近心侧时,引起右椎动脉血流逆行,这种血流逆行取决于全身血压和右椎-锁骨下动脉连接处的血压差,当血压差增加时,即引起血流逆行。

(二)引起锁骨下动脉盗血的因素

在锁骨下动脉或头臂干近心侧有闭塞,但并不都发生"盗血"现象。产生椎动脉血流逆行,要有许多生理或解剖上的因素,其中最重要的是锁骨下动脉狭窄的程度,这在有盗血的患者,其两上肢收缩压差常较不发生盗血者要大。此外,还要看侧支循环的情况。

(三)"盗血"的方式

(1)一侧锁骨下或头臂干近心段闭塞时,血液流动方向为对侧椎动脉→基底动脉→患侧椎动脉→患侧锁骨下动脉的远心段。

(2)头臂干闭塞时,除按上述方式外,同时血液经由后交通动脉→患侧颈内动脉→颈总动脉→患侧锁骨下动脉的远心段。

(3)左锁骨下动脉和右侧头臂干同时狭窄,血液经两侧后交通动脉→基底动脉→两侧椎动脉→两侧锁骨下动脉的远心段。有学者将所见 40 例分为:①椎动脉-椎动脉(占 66%)。②颈动脉-基底动脉(占 26%)。③颈外动脉-椎动脉(占 6%)。④颈动脉-锁骨下动脉(占 2%)。

(四)"盗血"时侧支循环的意义

当锁骨下动脉盗血时,侧支循环的出现是对阻塞的一种反应。脑血管造影常见下列 5 种侧支循环。

(1)椎动脉和椎动脉。

(2)甲状腺动脉和甲状腺动脉。

(3)颈升动脉和同侧椎动脉及椎前动脉的分支。

(4)同侧颈升动脉和椎动脉的分支。

(5)颈外动脉的枕支和同侧椎动脉的肌支(枕椎吻合)。

从理论上来看,基底动脉环是一个良好的侧支循环系统,但它受先天发育的限制,尤其是后交通动脉发育不良(占 22%),在颅外有大血管阻塞时,能严重影响血液循环。有人对 42 例患者的血管造影观察,发现在出现椎-基底动脉供血不足的患者中,其大脑后动脉血流来自颈内动脉(正常由基底动脉而来);大脑后动脉呈胚胎型(即该动脉由颈内动脉向后方直行)以及后交通动脉和大脑后动脉的连接处有一角度(表示发育不良)者,较不出现椎-基底动脉供血不足的患者发病率高。

五、临床表现

(1)单侧锁骨下动脉起始段闭塞可引起锁骨下动脉-椎动脉盗血表现,同侧椎动脉的逆向血流为该侧上肢动脉供血,导致椎-基底动脉供血不足,表现为眩晕、恶心、呕吐、复视、构音障碍、吞咽困难、共济失调、交叉性瘫痪等症状。

(2)上肢动脉缺血表现:疼痛、无力、苍白、发凉等症状,活动后加重。患侧桡动脉搏动减弱或消失,收缩期血压较正常对侧降低≥2.7 kPa(20 mmHg),在锁骨上窝可听到血管杂音。

(3)既往曾使用内乳动脉行冠状动脉旁路移植术的患者,同侧锁骨下动脉起始段闭塞可出现内乳动脉桥的逆向血流导致心肌缺血并再发心绞痛,被称为锁骨下动脉-冠状动脉盗血。

六、辅助检查

(一)体格检查

如患者出现无力、麻木、肢体发凉等上肢缺血症状,或出现头晕、眩晕等椎-基底动脉缺血症状,应引起注意。如发现一侧脉搏减弱或消失,双侧血压不对称,差异超过 2.7 kPa(20 mmHg)提示一侧锁骨下动脉狭窄或闭塞,有时听诊可闻及血管收缩期杂音。

(二)超声多普勒检查

对于闭塞性病变,多普勒检查可以发现远端锁骨下动脉血流流速减慢以及椎动脉的反向血流,提示椎动脉盗血。对于狭窄性病变,可发现狭窄远端血流流速加快,有时亦可通过压力试验诱发椎动脉盗血。彩色多普勒超声诊断椎动脉盗血的准确性超过 95%。另外,介入治疗术后也应该做超声多普勒检查对患者进行随访,观察血管的通畅性及椎动脉血流。

(三)CTA 及 MRA

CTA 和 MRA 检查是明确诊断的重要手段,其可以清晰判断病变部位、狭窄程度及闭塞远端血管的情况,对于钙化病变的诊断优于 DSA,其诊断的特异性达到99%,同时对椎动脉的发育情况可做出明确判断,为下一步治疗方案的制订提供重要参考。

(四)DSA

DSA可以检查局部病变,明确诊断,同时可以进行颅内血供的详细评估,但由于其有创性,患者常不易接受,一般不作为常规诊断手段。但在可疑的病例及介入术前判断、证实椎动脉盗血时有重要价值。

七、诊断

(1)头臂干疾病的首要筛查方式是体格检查,包括仔细评估上肢动脉搏动情况,测量并比较双上肢血压,听诊锁骨下动脉有无血管杂音等。双功能超声主要用于观察椎动脉有无逆向血流及颅外段颈动脉的狭窄、闭塞等病变。

(2)怀疑有头臂干病变存在时,无创影像学检查如MRI或CT可对主动脉及其分支清晰地成像。一些有幽闭恐惧症的患者或体内有金属植入物的患者不能进行MRI检查;患者的身体形态也会影响CT和MRI的成像质量;患者体内如果存在金属植入物,可产生假象而影响CT和MRI对血管的精确成像。在进行头臂干各支血运重建手术前应行脑CT或MRI检查,如明确发现存在近期梗死灶应慎重,因为这些病灶更易出现缺血再灌注损伤。

(3)动脉造影检查仍是动脉疾病诊断的"金标准"。当无创影像学检查不能明确病变时,应进行动脉造影检查。其不足包括局部动脉损伤、卒中风险、造影剂相关性肾损害等。由于头臂干疾病合并冠状动脉粥样硬化改变者发生率约为40%,因此应对患者进行心脏方面的相关检查,尤其是在经胸血运重建术前应准确地评估心功能。

八、治疗

(一)内科治疗

内科治疗的目的是减轻患者脑缺血的症状,降低脑卒中的危险,很好地控制现患的疾病,如高血压、糖尿病、高脂血症及冠心病等。

(二)外科治疗

1.血运重建手术

(1)适应证:头臂干血运重建术的适应证包括引起临床症状的各种头臂干病变,临床症状主要包括大脑缺血症状、椎-基底动脉供血不足症状和上肢缺血症状。大脑缺血症状主要表现为卒中和短暂性脑缺血发作;椎-基底动脉供血不足由颅内持续低血流量状态引起,表现为眩晕、恶心、失衡等,无名动脉和锁骨下动脉起始段闭塞引起的盗血综合征可导致椎-基底动脉供血不足、心肌缺血、大脑前循环缺血症状（如偏瘫、失语）等；上肢缺血症状可表现为活动后上肢疼痛，远端动脉栓塞可出现指端缺血等。

（2）手术方式的选择。①解剖学血运重建术（经胸入路）：预后较好的多头臂干分支血管病变患者首选。术后管理：术后 24 小时患者应在监护室密切观察。纵隔引流量低于 200 mL/d 时拔出引流管。患者出院时应给予严格的开胸术后宣教。除术后早期随访外，每 6 个月需行颅外颈动脉及人工血管双功能超声检查，1 年后每年复查双功能超声。②非解剖学血运重建手术（经颈入路）：适用于单一锁骨下动脉病变患者或存在开胸手术禁忌证的患者。常用手术术式有锁骨下动脉-颈动脉转位术、颈动脉-锁骨下动脉旁路术、腋-腋动脉和锁骨下-锁骨下动脉旁路术、颈-颈动脉旁路术、颈动脉-对侧锁骨下动脉旁路术。术后管理：非解剖学血运重建术后的血流生理压力低于解剖学血运重建术。术后早期应重视有无神经系统并发症（尤其是术中曾阻断颈动脉者）。应在手术室内对所有患者各种运动功能的恢复情况进行观察，然后再送至麻醉恢复室进行至少 1 小时的观察。如果患者无神经系统改变，应在遥测监护式病房监测 24 小时。除早期随访外，术后每 6 个月需行血管移植物双功能超声检查评价通畅情况，1 年后每年复查双功能超声。

2.经皮腔内血管成形术

目前多采用经皮腔内血管成形术（percutaneous transluminal angioplasty，PTA）来治疗，PTA 是一种应用球囊导管、支架等介入器材，采用球囊扩张或植入支架，对各种原因所致的血管狭窄或闭塞性病变进行血管开通或维持血管通畅的微创技术。术后长期应用抗凝及抗血小板聚集药物可取得理想的远期疗效。

九、护理评估

（一）术前评估

1.健康史及相关因素

患者的年龄、性格和工作。本次发病的特点和经过，是否出现无力、麻木、肢体发凉等症状，是否出现头晕、眩晕等症状，是否出现一侧脉搏减弱或消失，双侧血压不对称，有无高血压、动脉粥样硬化、感染性疾病（梅毒、结核等）、先天性疾病，有无胸部外伤、无脉症、巨细胞动脉炎，有无栓塞或瘤栓、风湿性心脏病等病史。

2.病史

评估患者的职业、文化水平与语言背景,如出生地、生长地及方言等;以往和目前的语言能力;患者的意识水平、精神状态及行为表现,是否意识清楚、检查配合,有无定向力、注意力、记忆力和计算力等智力障碍;患者的心理状态,观察有无孤独、抑郁、烦躁及自卑情绪;家庭及社会支持情况。

3.身体情况

(1)局部和全身:评估患者的生命体征、意识状态、肌力和肌张力、感觉功能等。有无神经系统功能障碍,是否影响患者的自理能力,有无发生意外伤害的危险。

(2)主要通过与患者交谈,让其阅读、书写及采用标准化的量表来评估患者言语障碍的程度、类型和残存能力。注意检查患者有无听觉和视觉缺损;是右利手还是左利手,能否自动书写或听写、抄写;能否按照检查者指令执行有目的的动作;能否对话、看图说话、跟读、命名物体、唱歌;能否解释单词或成语的意义等。评估口、咽、喉等发音器官有无肌肉瘫痪及共济运动障碍,有无面部表情改变、流涎或口腔滞留食物。

(3)辅助检查:了解超声多普勒检查、CTA、MRA、DSA。

4.心理-社会评估

患者出现无力、麻木、肢体发凉或头晕、眩晕等症状,患者及家属会出现焦虑、恐惧不安等情绪。评估患者及家属的心理状况,患者及家属对疾病及其手术治疗方法、目的和结果有无充分了解,对手术的心理反应或有无思想准备,有何要求和顾虑。

(二)术后评估

评估手术方式、麻醉方式及术中情况,评估术后穿刺部位是否有渗出、水肿、疼痛等情况,观察有无并发症的迹象。

十、护理问题

(一)躯体活动障碍

躯体活动障碍与椎-基底动脉供血不足有关。

(二)有跌倒的危险

跌倒与眩晕、平衡失调有关。

(三)语言沟通障碍

语言沟通障碍与椎-基底动脉供血不足有关。

(四)吞咽障碍

吞咽障碍与椎-基底动脉供血不足有关。

(五)潜在并发症

过度灌注综合征、穿刺局部血肿、支架内血栓形成。

十一、护理目标

(1)患者活动能力逐渐恢复,生理需求能够得到满足。

(2)能采取有效的安全措施防止患者发生跌倒和外伤。

(3)患者及家属对沟通障碍表示理解;患者能最大限度地保持沟通能力,采取有效的沟通方式表达自己的需要;患者能配合语言训练,语言功能逐渐恢复正常。

(4)患者能掌握恰当的进食方法,并主动配合进行吞咽功能训练,营养需要得到满足,吞咽功能逐渐恢复。

(5)预防过度灌注综合征的发生,发生过度灌注综合征时能及时识别。

(6)预防穿刺局部血肿的发生,发生血肿时能及时识别。

(7)预防支架内血栓的形成,发生支架内血栓时能及时识别。

十二、护理措施

(一)躯体活动障碍

1.生活护理

评估患者的日常生活活动能力,并根据自理程度给予相应的协助。

2.运动训练

应考虑患者的年龄、性别、体能、疾病性质及严重程度,选择合适的运动方式、持续时间、运动频率和进展速度。

3.安全护理

要防止运动障碍的患者发生坠床和跌倒等意外,确保其安全。

4.心理护理

给患者提供有关疾病治疗及预后的可靠信息;关心、尊重患者,多与患者交谈,鼓励患者表达自己的感受,指导其克服焦躁、悲观情绪,适应患者角色的转变;避免任何不良刺激和伤害患者自尊的言行,尤其在协助患者进食、洗漱和如厕时不要流露出厌烦情绪;正确对待康复训练过程中患者所出现的诸如注意力不集中、缺乏主动性、畏难、悲观及急于求成心理等现象,鼓励患者克服困难,摆脱对照顾者的依赖心理,增强自我照顾能力与自信心;给予患者舒适的休养环境,建立医院、家庭、社区的协助支持系统。

(二)有跌倒的危险

1.安全护理

指导患者卧床休息,枕头不宜太高(以 15°~20°为宜),以免影响头部的血液供应。仰头或转动头部时应缓慢且转动幅度不宜太大。避免重体力劳动,沐浴和外出时应有家人陪伴,以防发生跌倒和外伤。

2.用药护理

指导患者遵医嘱正确服药,不可自行调整、更换或停用药物。肝素等抗凝药物可导致出血,用药过程中应注意观察有无出血倾向、皮肤瘀点和瘀斑、牙龈出血等,有消化性溃疡和严重高血压者禁用。

(三)语言沟通障碍

1.心理护理

患者常因无法表达自己的需要和感情而烦躁、自卑,护士应耐心解释不能说话或说话吐词不清的原因,关心、体贴、尊重患者,避免挫伤其自尊心的言行;鼓励克服羞怯心理,大声说话,当患者进行尝试和获得成功时给予肯定和表扬;鼓励家属、朋友多与患者交谈,并耐心、缓慢、清楚地解释每一个问题,直至患者理解、满意;营造一种和谐的氛围和轻松、安静的语言交流环境。

2.沟通方法指导

鼓励患者采取任何方式向医护人员或家属表达自己的需要,可借助符号、描画、图片、表情、手势、交流板、交流手册或 PACE 技术(利用更接近实用交流环境的图片及其不同的表达方式,使患者尽量调动自己的残存能力,以获得实用化的交流技能,是目前国际公认的实用交流训练法)等,提供简单而有效的双向沟通方式。

3.语言康复训练

构音障碍的康复以发音训练为主,遵循由易到难的原则。护士每天深入病房、接触患者的时间最多,可以在专业语言治疗师的指导下,协助患者进行床旁训练。具体方法如下。

(1)肌群运动训练:指进行唇、舌、齿、软腭、咽、喉与颌部肌群运动。包括缩唇、叩齿、伸舌、卷舌、鼓腮、吹气、咳嗽等活动。

(2)发音训练:由训练张口诱发唇音(a、o、u)、唇齿音(b、p、m)、舌音,到反复发单音节音(pa、da、ka),当能够完成单音节发音后,让患者复诵简单句,如早—早上—早上好。

(3)复述训练:复述单词和词汇,可出示与需要复诵内容一致的图片,让患者每次复述3～5遍,反复训练,巩固效果。

（4）命名训练:让患者指出常用物品的名称及说出家人的姓名等。

（5）刺激法训练:采用患者所熟悉的、常用的、有意义的内容进行刺激,要求语速、语调和词汇长短调整合适;刺激后应诱导而不是强迫患者应答;多次反复给予刺激,且不宜过早纠正错误;可利用相关刺激和环境刺激法等,如听语指图、指物和指字。语言康复训练是一个由少到多、由易到难、由简单到复杂的过程,训练效果很大程度上取决于患者的配合和参与程度。因此,训练过程中应根据病情轻重及患者情绪状态,循序渐进地进行训练,切忌复杂化、多样化,避免使患者产生疲劳感、注意力不集中、厌烦或失望情绪,应使其体会到成功的乐趣,从而坚持训练。

（四）吞咽障碍

1.病情评估

观察患者能否经口进食及进食类型、进食量和进食速度,饮水时有无呛咳;评估患者的吞咽功能,有无营养障碍。

2.饮食护理

（1）体位选择:选择既安全又有利于进食的体位。

（2）食物的选择:选择患者喜爱的营养丰富且易消化的食物,注意食物的色、香、味及温度。为防止误吸,便于食物在口腔内的移送和吞咽,食物应柔软、密度与性状均一、不易松散、能够变形（利于顺利通过口腔和咽部）、不易黏在黏膜上。

（3）吞咽方法的选择:空吞咽和吞咽食物交替进行。侧方吞咽:吞咽时头侧向健侧肩部,防止食物残留在患侧梨状隐窝内。点头样吞咽:吞咽时,配合头前屈、下颌内收如点头样的动作,加强对气道的保护,利于食物进入。

（4）对不能吞咽的患者,应给予鼻饲饮食,并教会照顾者鼻饲的方法及注意事项,加强留置胃管的护理。

3.防止窒息

因疲劳有增加误吸的危险,所以进食前应注意休息;应保持进餐环境的安静、舒适;告知患者进餐时不要讲话,减少进餐时环境中分散注意力的干扰因素,如关闭电视或收音机、停止护理活动等,以避免呛咳和误吸;应用吸管饮水需要比较复杂的口腔肌肉功能,所以,患者不可用吸管饮水、饮茶,用杯子饮水时,保持水量在半杯以上,以防患者低头饮水体位增加误吸的危险;床旁备吸引装置,如患者呛咳、误吸或呕吐应立即指导其取头侧位,及时清理口、鼻腔内分泌物和呕吐物,保持呼吸道通畅,预防窒息和吸入性肺炎。

(五)潜在并发症

1.过度灌注综合征

术后 24～48 小时应密切观察患者的意识、瞳孔、血压、呼吸及肢体活动,围手术期有效的血压控制是预防此并发症的有效措施;监测患者的血压变化,消除焦虑等精神因素引起的血压增高,使血压维持在基础血压 2/3 的水平。对于上肢出现的肿胀,一般不予处理可自行缓解;严重者可抬高上肢,用硫酸镁湿敷可缓解。

2.穿刺局部血肿

穿刺局部血肿多是由于穿刺操作不当、术前及术中大量应用抗凝剂、压迫止血方法不当、穿刺侧肢体过早活动或不适当活动、高血压、糖尿病等因素造成的。护理上应密切观察局部血肿是否增大,有无硬结、红肿、感染等征象,一般可自行吸收。腔内手术拔鞘管后用左手示指和中指压迫股动脉穿刺点,一般在皮肤穿刺点的正上方 1.5～2.0 cm 处,压迫 15～20 分钟,再以无菌纱布覆盖穿刺点并用弹力绷带加压包扎。患者返回病房后,应定时观察穿刺局部敷料有无渗血、局部有无瘀斑肿胀,出现瘀斑者应注意观察瘀斑范围有无扩大等,必要时通知医师处理。告知患者患侧下肢伸直制动 12 小时,平卧 24 小时,嘱患者不要做屈髋动作,用力咳嗽及协助翻身时用手按压在穿刺处。

3.支架内血栓形成

支架植入术严重的并发症是支架内血栓形成,在术中植入支架前先经静脉推注肝素(50 U/kg)使全身肝素化,术后给予抗凝治疗 2～3 天,低分子量肝素每 12 小时一次,皮下注射,监测凝血指标,遵医嘱按时服用抗血小板药物。在给予抗凝及抗血小板聚集治疗时,护理观察的重点在于观察患者有无注射部位出血、牙龈出血、鼻出血、血尿等出血事件,必要时减少药物剂量或停药。

十三、护理评价

(1)患者活动能力是否逐渐恢复,生理需求能否得到满足。

(2)患者未发生跌倒的危险。

(3)患者能有效表达自己的基本需要和情感,情绪稳定,自信心增强。患者能正确地使用文字、表情或手势等交流方式进行有效沟通,能主动参与和配合语言训练,口语表达、理解、阅读及书写能力逐步增强。

(4)患者能掌握正确的进食或鼻饲方法,吞咽功能逐渐恢复,未发生营养不良、误吸、窒息等并发症。

（5）患者发生过度灌注综合征、穿刺局部血肿、支架内血栓时能被及时发现与处置。

十四、健康指导

（1）遵医嘱按时服用抗血小板药物，不得随意加量、减量或停药，告诉患者注意皮肤、黏膜有无瘀斑，观察大便的颜色，如出现黑便，应高度警惕上消化道出血。

（2）定期复查凝血三项（凝血酶原时间、部分活化凝血酶原时间、纤维蛋白原），门诊随诊。

（3）加强其他导致血管狭窄危险因素的控制，如高血压、糖尿病及高血脂等。

（4）宜低盐、低脂、低胆固醇饮食。

（5）避免患侧肢体超负荷活动，预防血管内支架的负荷运动移位。

（6）如出现术前症状（如头晕、上肢无力等）应及时就诊。

第三节　脓　　胸

脓胸就是化脓性感染导致的胸腔积液。可分为单侧或双侧，局限性脓胸或全脓胸。胸内或胸外感染均可侵入正常无菌胸膜腔引起积脓。当细菌的数量多且毒力较强，压倒宿主的防御反应时，就会发生感染。最常见的病因为肺部炎症继发感染，占 50％以上；其次为医源性病变，如术后并发症或各种诊断或治疗，如胸腔穿刺、经皮活检等，约占 25％；其他为外伤和腹部感染等。脓胸可发生在任何年龄。一旦患者发生消耗性病变，如恶性肿瘤、糖尿病患者，以及免疫功能或心肺功能减退者，或高龄患者，病死率较高，近 20％。

常见菌种随疾病及抗生素的应用而改变，青霉素问世前以溶血性链球菌和肺炎链球菌多见，20 世纪 60 年代耐药的金黄色葡萄球菌流行，80 年代起对广谱高效抗生素也耐药的大肠埃希菌、变形杆菌和铜绿假单胞菌、厌氧菌、真菌等不断增多。

一、病理与临床

致病细菌侵入胸腔的途径：直接污染，如肺脓肿、胸壁感染、创伤、胸腔穿刺或胸部手术等；局部感染灶的持续性扩散，如肺炎或颈深部、纵隔或上腹部脓肿等引起脓胸；继发于脓毒血症或败血症；血胸、血气胸患者继发感染；支气管胸膜瘘、食管癌术后吻合口漏、食管自发破裂等。

按病程发展过程美国胸科协会将脓胸形成的过程分为3个时期，即急性（渗出期）、亚急性（纤维素性脓性期）和慢性（机化期）脓胸。各期出现不同的病理生理变化和临床症状。

（一）急性（渗出期）脓胸

胸膜明显肿胀并有稀薄的渗出液，纤维蛋白沉积在肺的表面。肺和胸部感染均可引起胸膜腔的局部炎性反应，干扰胸腔积液的正常平衡，引起渗出性积液，抽出的胸腔积液稀解，呈黄色，比重>1.018，蛋白质含量>2.5 g/100 mL，葡萄糖含量>40 mg/100 mL，pH 值>7.20，LDH$<1\ 000$ U/L，白细胞计数$>0.5\times10^9$/L（500/mm³），少量多形核，培养常无细菌。临床出现发热、咳嗽、胸痛或伴气促。胸腔积液量多时胸壁膨隆，叩诊呈浊音，呼吸音轻。胸部 X 线检查可见胸腔积液。早期积极抗炎或抽液治疗，胸腔积液消退，被压缩肺可复张。

（二）亚急性（纤维素性脓性期）脓胸

此期有大量的纤维蛋白沉积在肺的表面，壁层胸膜较脏层胸膜表面更多。炎症持续数天后，细菌繁殖，炎症加剧，胸膜腔纤维素沉着引起早期包裹性脓胸。胸腔积液黏稠，混浊，其中蛋白质含量>3 g/100 mL，葡萄糖<40 mg/100 mL，pH 值<7.20，LDH$>1\ 000$ U/L，培养细菌生长，临床仍有发热、咳嗽、气促等感染症状，此时胸膜腔纤维素沉积，引起粘连并包裹肺表面，即使抗感染与引流也难以使全肺扩张消灭脓腔，病情转入慢性阶段。

（三）慢性（机化期）脓胸

4～6周后，由于延迟治疗或引流不畅，脓液稠厚呈胶冻状，静置24小时以上分层明显，沉淀物占75%以上，胸膜表面长入成纤维细胞形成无弹性的纤维板，包裹肺表面阻碍肺的扩张，患侧胸壁塌陷，肋间收缩变窄，患者慢性病容，消瘦、乏力、贫血、气短，X 线检查示胸膜增厚，时有小腔或包裹性积液，肋间隙变窄、脊柱侧弯。此时，若不治疗，脓胸可腐蚀邻近组织，如溃穿胸壁称作自溃性脓胸，或进一步机化造成纤维胸。如果患者突然出现脓痰，则提示形成了支气管胸膜瘘，脓液自发引流至支气管。

上述临床病理的分期并无明显分界线，但可作为不同病变阶段的治疗参考，特别是根据细菌菌种、胸腔内脓液和形成包裹性积液或脓腔的情况来选择手术治疗方法。治疗脓胸的指征是根据脓胸的病期，仔细估计治疗效果（如脓胸引流是否充分有效、脓腔感染控制程度等），及时调整手术治疗方案。

<<<

二、护理评估

(一)术前评估

1.健康史

(1)个人情况:患者的年龄、性别、职业、生活方式、吸烟和饮酒史等。

(2)既往史:既往有无呼吸道感染性疾病史、发病经过及诊治过程;有无高血压、糖尿病等。

2.身体状况

(1)有无发热、胸痛、呼吸急促。

(2)有无咳嗽、咳痰,痰液的量、颜色及性状。

(3)呼吸音是否减弱或消失,患侧胸部叩诊有无浊音。

(4)有无全身乏力、食欲减退、贫血、低蛋白血症等。

(5)血常规、胸部 X 线检查及脓液细菌培养有无异常发现。

3.心理-社会状况

(1)患者和家属对脓胸的认识、心理承受程度。

(2)患者有无焦虑、恐惧等异常情绪和心理反应。

(二)术后评估

(1)患者手术及麻醉方式,术中出血、补液、输血情况。

(2)患者生命体征、血氧饱和度是否平稳。

(3)有无发热、胸闷、呼吸浅快、发绀及肺部痰鸣音。

(4)胸腔引流管是否通畅,引流液及胸腔冲洗液的量、颜色与性状。

(5)有无出血、肺炎、肺不张、感染扩散等并发症发生。

三、护理问题

(一)气体交换受损

气体交换受损与脓液压迫组织、胸壁活动受限有关。

(二)急性疼痛

急性疼痛与炎症刺激有关。

(三)体温过高

体温过高与感染有关。

(四)营养失调

营养失调与营养摄入不足、消耗增加有关。

四、护理目标

(1)患者气体交换功能正常。

(2)患者自述疼痛减轻或消失。

(3)患者体温恢复正常。

(4)患者营养状况改善。

五、护理措施

(一)非手术治疗的护理

1.饮食护理

给予牛奶、鸡蛋、瘦肉、豆制品、新鲜的蔬菜及水果等高热量、高蛋白、富含维生素及易消化的饮食,必要时给予静脉高营养治疗,静脉输注新鲜血、血浆或清蛋白。

2.高热护理

(1)鼓励患者卧床休息,多饮水。

(2)保持口腔清洁及床单位、衣裤干燥整洁。

(3)必要时给予冰敷、酒精擦浴等物理降温措施。

(4)遵医嘱应用退热及抗菌药物等。

3.疼痛护理

评估患者的疼痛程度,必要时遵医嘱给予镇静、镇痛处理。

4.改善呼吸功能

(1)体位:取半卧位,有利于呼吸及引流;有支气管胸膜瘘的患者应取患侧卧位,避免脓液流向健侧。

(2)吸氧:根据病情选择吸氧方式及氧流量,一般为 2～4 L/min。

(3)呼吸道管理。①指导患者深呼吸及有效咳嗽、咳痰。②通过吹气球、使用呼吸功能训练器,促使肺充分膨胀。③保持呼吸道通畅:痰液黏稠时给予雾化吸入治疗;痰液较多者,协助患者排痰或体位引流;咳痰困难者,指压患者胸骨切迹上方气管刺激咳嗽、咳痰,必要时进行电动吸痰或纤维支气管镜吸痰。

5.心理护理

及时给予心理疏导,使患者保持良好心态。

(二)手术治疗的护理

1.术前护理

协助做好术前检查、术前常规准备。

2.术后护理

(1)病情观察:严密观察患者的体温、心率、呼吸、血压及神志变化;注意观察患者的呼吸频率,有无呼吸困难及发绀等现象。

(2)防止反常呼吸:慢性脓胸行胸廓成形术的患者,术中切除了与脓胸相应的数根肋骨,易造成胸壁软化部分塌陷。①患者宜取术侧向下卧位,并用厚棉垫、胸带等加压包扎,包扎要松紧适度并随时检查和调整。②根据肋骨切除范围,在胸廓下垫一硬枕或用1~3 kg沙袋压迫,防止反常呼吸。

(3)胸腔闭式引流术后护理。①保持引流通畅:因脓液黏稠易堵塞管道,宜选择直径较粗的引流管;引流管插入位置应在脓腔最低点,以利于脓液排出。若引流不畅、捏挤引流管无效时,可用温生理盐水加敏感抗菌药物进行冲洗,冲洗时保持速度、压力适当,并密切观察患者反应。②密切观察引流液的颜色、量及性状。③保持局部清洁,及时更换敷料。④行胸膜纤维板剥脱术的患者术后易发生渗血,应及时发现活动性出血并处理。

(4)康复训练:胸廓成形术后患者易发生脊柱侧弯及术侧肩关节的活动障碍,故康复训练尤为重要。具体做法:取直立姿势,练习头部前后左右回转运动,练习上半身的前屈运动及左右弯曲运动等。

(三)术后并发症的观察与护理

1.出血

观察:术后2~3小时胸腔引流量>100 mL/h且呈鲜红色,或患者出现血压下降、心率增快、尿量减少、烦躁不安、贫血貌,需要警惕为出血。

护理:立即通知医师,遵医嘱应用止血药物,快速输血、输液。必要时做好再次手术的准备。

2.肺炎、肺不张

观察:患者出现烦躁、胸闷、呼吸困难、不能平卧、体温升高、发绀等表现。

护理:术后早期鼓励患者咳嗽、咳痰,若有不适应立即通知医师并协助处理,必要时吸痰或行气管切开吸痰。

3.感染扩散

观察:患者出现持续高热,剧烈咳嗽,白细胞计数升高或出现全身中毒症状。

护理:做好高热护理;根据胸腔积液或血培养结果和药敏试验结果,选择有效的抗菌药物控制感染,遵医嘱保证药物严格按时、按量应用。

六、健康教育

(一)疾病预防

1.预防感染

劝导戒烟;注意口腔卫生;告知患者及时添加衣物,注意保暖,防止肺部感染。

2.加强营养

给予新鲜蔬菜、水果、瘦肉、鱼肉、蛋、奶等营养丰富的饮食,增强机体抵抗力。

(二)活动锻炼

出院后1个月内避免剧烈运动,避免抬举重物,避免屏气;保证充足睡眠,避免劳累;指导患者做康复运动,进行力所能及的有氧锻炼,如太极拳、散步等。

(三)遵医嘱按时服药、复诊

定期复查肺功能,若有发热、胸痛等不适立即就医。

七、护理评价

(1)患者呼吸功能是否改善。

(2)患者疼痛是否减轻或消失。

(3)患者体温是否恢复正常。

(4)患者营养状况是否改善。

八、关键点

(1)积极排净胸腔积脓,保存与恢复肺功能是脓胸处理的关键。

(2)保持胸腔引流通畅是排净胸腔脓液、治愈脓胸的关键措施。

第四节　胃、十二指肠溃疡

胃、十二指肠溃疡是一种局限性圆形或椭圆形的局限性黏膜缺损,累及黏膜、黏膜下层和肌层,治愈后不留瘢痕。因溃疡的形成与胃酸-蛋白酶的消化作用有关,也称为消化性溃疡。胃、十二指肠是消化性溃疡的好发部位,近年来认为其病因是多因素的,是全身疾病的局部表现。

一、流行病学

消化性溃疡是常见的消化系统慢性疾病。据估计一般人群中,5%～10%的人在其一生中某一时期曾患过胃或十二指肠溃疡。近40年来,欧美及亚洲等地区的消化性溃疡发病率、死亡率、住院率和外科手术率均有下降趋势。而溃疡并发症的患病率却相对稳定,甚至有上升趋势。老年人消化性溃疡,尤其是老年妇女消化性溃疡的死亡率和住院率都有增高的趋势。这可能与人口老龄化、非甾体抗炎药的广泛应用有关。十二指肠溃疡(duodenal ulcer,DU)发病率明显高于胃溃疡(gastric ulcer,GU),但在一些西方国家,这种差异有逐渐减小的倾向。十二指肠溃疡发病年龄多为35～45岁,胃溃疡发病年龄则多为50～60岁,男性发病率高于女性。

二、好发部位

胃溃疡好发于胃小弯,尤其是胃角处,其中90%发生在胃窦部(属Ⅰ型胃溃疡,约占胃溃疡的57%)。溃疡的直径一般<2.5 cm,但直径>2.5 cm的巨大溃疡并非少见。溃疡底部常超越黏膜下层,深达肌层甚至浆膜,溃疡下层可完全被肉芽组织及瘢痕组织所代替。

胃溃疡根据部位和胃酸分泌量可分为四型:Ⅰ型最为常见,占50%～60%,低胃酸,溃疡位于胃小弯角切迹附近;Ⅱ型约占20%,高胃酸,胃溃疡合并十二指肠溃疡;Ⅲ型约占20%,高胃酸,溃疡位于幽门管或幽门前,与长期应用非甾体抗炎药物有关;Ⅳ型约占5%,低胃酸,溃疡位于胃上部1/3,胃小弯高位接近贲门处,常为穿透性溃疡,易发生出血或穿孔,老年患者相对多见。距食管胃连接处2 cm以内者则称为近贲门溃疡。

十二指肠溃疡约95%发生于球部,直径一般<1 cm。球部以下者称为球后溃疡(约占5%)。当球部前后壁或胃大、小弯侧同时有溃疡存在时,称对吻溃疡。胃和十二指肠均有溃疡者,称复合性溃疡(属Ⅱ型胃溃疡)。

三、病因

20世纪80年代以来对消化性溃疡的认识有了新突破。消化性溃疡主要由幽门螺杆菌感染和服用非甾体抗炎药引起。

四、临床表现

长期性、周期性和节律性上腹疼痛为胃、十二指肠溃疡共有的特点。但两者又有其不同的表现。

(一)胃溃疡

胃溃疡的高发年龄是 50～60 岁,男性多于女性。重要的症状为上腹痛,规律性腹痛不如十二指肠明显,进食并不能使腹痛减轻。疼痛多发在餐后半小时到 1 小时,也可持续 1～2 小时。其他表现为恶心、食欲缺乏,常因进食后饱胀感影响饮食而导致体重减轻。抗酸药物多难以发挥作用。体格检查常发现疼痛在上腹部、剑突和脐正中间或偏左。

(二)十二指肠溃疡

十二指肠溃疡可见于任何年龄,发病比胃溃疡年轻 10 岁左右,多见于 35～45 岁的患者,男性为女性的 4 倍。典型的十二指肠溃疡引起的疼痛常常发生在餐后数小时,疼痛主要为上腹部,有明显的节律性,且因进食而有所缓解。饥饿痛和夜间痛与基础胃酸分泌过度有关,腹痛可因服用抗酸药物而缓解。疼痛多为烧灼样,可以放射到背部,体检时可以发现右上腹有压痛。十二指肠溃疡引起的腹痛常呈周期性,秋冬季易发作。

五、并发症

胃和十二指肠溃疡均可并发出血、穿孔和幽门梗阻。胃溃疡可发生恶变,而十二指肠溃疡一般不会恶变。

六、诊断

(一)胃镜

随着内镜技术的发展和普及,纤维胃镜检查已成为胃和十二指肠病变的首选诊断方法,胃镜下可以直接观察胃和十二指肠内黏膜的各种病理改变,对溃疡进行分期(活动期、愈合期和瘢痕期),根据不同分期决定不同治疗策略,并可进行活组织病理检查,对良、恶性溃疡的鉴别很有价值。良性溃疡在内镜下可观察到大而圆的溃疡,底部平坦,呈白色或灰白色。

(二)X 线

X 线钡餐检查对发生在胃和十二指肠的病变也是一种主要诊断方法,90％以上的胃和十二指肠病变可以通过 X 线气钡双重对比造影检查得到明确的诊断。十二指肠溃疡多发生在球部,龛影是十二指肠溃疡的典型 X 线表现。正面观察溃疡的龛影多为圆形、椭圆形或线形,边缘光滑,周围可见水肿组织形成的透光圈。在溃疡愈合过程中,纤维组织增生可呈纤细的黏膜皱襞向龛影集中。胃溃疡多发生于胃小弯,X 线气钡双重对比造影可发现小弯龛影,溃疡周围有黏膜水肿时可有环形透明区,同样龛影是诊断胃溃疡的直接证据。溃疡周围组织的炎症使局部痉挛,可导致钡餐检查时有局部疼痛和激惹现象。

应当指出,龛影虽然是诊断消化性溃疡的直接证据,但在一些情况下难以发现,此时内镜检查显得更为重要。据统计有 $3\%\sim7\%$ 的患者在胃发生恶性溃疡时,钡餐检查仅表现为良性病变的征象。

(三)实验室检查

胃溃疡患者的胃酸浓度和胃液量与正常人无明显区别;十二指肠溃疡的胃液量及胃酸浓度明显增加。血清促胃液素测定仅在疑有胃泌素瘤时做鉴别之用。

七、治疗

(一)手术适应证

对于消化性溃疡,外科治疗的目的主要是修复胃肠壁、手术止血或者两者兼有。而对于预防复发而言,主要是内科药物治疗(根除幽门螺杆菌和抑制胃酸分泌)。

当胃、十二指肠溃疡发生并发症而不再是单纯的溃疡时,即需要手术治疗。两者适应证相似:①临床上有多年的溃疡病史。症状逐年加重,发作频繁,每次发作时间延长。疼痛剧烈,影响正常生活和工作。②既往接受过至少一次正规严格的内科治疗,治疗 3 个月以上仍不愈合或者经内科治愈后又复发。③内镜或X线钡餐检查提示溃疡较大,溃疡直径超过 2.5 cm,或有穿透胃、十二指肠以外的征象。④并发大出血、急性穿孔,或者瘢痕性幽门梗阻者,其中瘢痕性幽门梗阻是外科手术的绝对适应证。⑤怀疑有溃疡恶变者。⑥一些特殊性质的溃疡,如胰源性溃疡、胃空肠吻合口溃疡、应激性溃疡等。

鉴于下述原因,胃溃疡的手术指征可适当放宽:①多数胃溃疡对内科抗酸药物治疗的效果不满意,有效率仅为 $35\%\sim40\%$,而且复发率较高。②部分胃溃疡有可能癌变($<5\%$)。③合理的手术治疗效果好,目前手术治疗已相当安全。④胃溃疡患者年龄偏大,一旦发生并发症,患者的病死率会明显升高。因此,目前大多数外科医师都主张:胃溃疡诊断明确,经过短期(8~12 周)严格的药物治疗后仍未治愈,应该尽早手术。

(二)手术方式

常用的手术方式为胃大部切除术和迷走神经切断术。其中胃大部切除术适用于胃和十二指肠溃疡,而迷走神经切断术更适合十二指肠溃疡。各种术式的溃疡复发率和并发症发生率不尽相同。高选择性迷走神经切断术的危险性小于胃大部切除手术,溃疡复发率则以选择性迷走神经切断加胃窦切除术最低。尚无单一的术式能适用于所有的患者,故应根据患者的具体情况制订个体化的方案。

八、护理评估

(一)术前评估

1.健康史

(1)个人情况:患者的性别、年龄、职业、生活习惯、性格特征、心理压力、吸烟史、饮食习惯等。

(2)既往史:既往用药情况,特别是有无非甾体抗炎药物和皮质类固醇等药物服用史。

2.身体状况

(1)有无腹痛,疼痛的规律、加重及缓解因素。

(2)有无恶心、呕吐,呕吐物的颜色、性质、量及气味。

(3)有无便血或黑便。

(4)有无腹膜刺激征,肠鸣音亢进、减弱或消失。

(5)有无循环系统代偿表现,有无休克。

(6)有无营养不良、低蛋白血症。

(7)纤维胃镜、X线钡餐、腹部 X 线、胃酸测定、血常规、诊断性腹腔穿刺、血管造影等检查有无异常。

3.心理-社会状况

(1)患者对胃、十二指肠溃疡的了解程度。

(2)患者对手术有无顾虑及心理负担,是否担心胃、十二指肠溃疡的预后。

(3)家属对患者的关心程度和经济承受能力。

(4)患者和家属是否知晓胃、十二指肠溃疡的预防方法。

(二)术后评估

(1)麻醉和手术方式,术中出血、补液、输血情况。

(2)患者的生命体征。

(3)胃肠减压和腹腔引流液的颜色、性质及量。

(4)肠蠕动恢复情况。

(5)有无出血、胃瘫、吻合口破裂或吻合口瘘、十二指肠残端破裂、肠梗阻、倾倒综合征等并发症发生。

九、护理问题

(一)急性疼痛

急性疼痛与胃、十二指肠黏膜受侵蚀、手术创伤有关。

(二)体液不足

体液不足与溃疡急性穿孔后消化液大量丢失,溃疡大出血致血容量降低,大量呕吐、胃肠减压等引起水、电解质的丢失等有关。

(三)营养失调

营养失调与营养摄入不足、消耗增加有关。

(四)潜在并发症

出血、胃瘫、吻合口破裂或吻合口瘘、十二指肠残端破裂、肠梗阻及倾倒综合征。

十、护理目标

(1)患者自述疼痛减轻或缓解。

(2)患者能够维持体液平衡及重要脏器的有效灌注。

(3)患者的营养状况得以维持或改善。

(4)患者未发生并发症或并发症被及时发现与处理。

十一、护理措施

(一)术前护理

1.胃大部切除术

协助做好术前检查及术前常规准备,术前 1 日给流质食物,术前 8 小时禁食、禁饮,必要时留置胃管。

2.胃、十二指肠溃疡急性穿孔

(1)病情观察:观察患者生命体征、腹膜刺激征、肠鸣音的变化,若病情加重,应做好急诊手术准备。

(2)体位:伴有休克的患者应取休克卧位(仰卧中凹位),即上身及下肢各抬高 20°,生命体征平稳后改为半卧位,以减少毒素吸收、降低腹壁张力、减轻疼痛。

(3)禁食、胃肠减压:保持引流通畅和有效负压,减少胃肠内容物继续外漏,注意观察引流液的颜色、性质及量。

(4)输液:遵医嘱静脉补液,应用抑酸药物,维持水、电解质及酸碱平衡。同时记录出入液量。

(5)预防和控制感染:遵医嘱合理使用抗菌药物。

3.胃、十二指肠溃疡大出血

(1)病情观察:严密观察血压、脉搏、尿量、中心静脉压、周围循环状况;观察胃管引流液和红细胞计数变化,判断有无活动性出血及止血效果。若出血仍在继续,及时报告医师,做好急诊手术的术前准备。

(2)体位:取平卧位,呕血者头偏向一侧。

(3)禁食、留置胃管:用生理盐水冲洗胃管,清除凝血块,直至胃液变清。可经胃管注入 200 mL 含 8 mg 去甲肾上腺素的冰生理盐水溶液,每 4~6 小时一次。

(4)补充血容量:建立多条输液通路,必要时放置中心静脉导管,快速输液、输血。

(5)应用止血、抑酸药物:遵医嘱静脉或肌内注射止血药物;静脉给予 H_2 受体拮抗剂、质子泵抑制剂或生长抑素等。

(6)胃镜下止血:协助医师行胃镜下止血。

4.胃、十二指肠溃疡瘢痕性幽门梗阻

(1)胃肠减压:留置胃管,进行胃肠减压和引流。

(2)饮食指导:完全梗阻者需禁食,非完全梗阻者可给予无渣半流质食物。

(3)洗胃:完全梗阻者术前用温生理盐水洗胃,可清除胃内宿食、减轻胃壁水肿和炎症,同时利于术后吻合口愈合。

(4)支持治疗:遵医嘱静脉输液,补充液体、电解质、肠外营养液、血制品等,维持水、电解质及酸碱平衡,纠正营养不良、贫血及低蛋白血症。

5.心理护理

了解患者心理状态,鼓励患者表达自身感受,根据患者个体情况向其提供信息,帮助其缓解不良情绪,增强治疗信心。鼓励家属和亲友给予患者关心及支持,使其能够积极配合治疗和护理。

(二)术后护理

1.病情观察

严密监测生命体征变化,观察患者的尿量、伤口有无渗血或渗液,以及引流液的情况。

2.体位

平卧位,待血压、脉搏平稳后改为摇高床头 30°,以减轻腹部切口张力及疼痛,利于呼吸及循环。

3.管道护理

（1）禁食、胃肠减压：术后早期给予患者禁食、持续胃肠减压，引出胃内液体、积血及气体，减轻吻合口张力。

胃肠减压护理要点：①妥善固定胃管并记录胃管插入长度，避免胃管脱出，一旦脱出不可自行插回，以免造成吻合口瘘。②保持引流管通畅，维持适当的负压，防止管路受压、扭曲、折叠。③观察并记录引流液的颜色、性状及量，术后24小时内可由胃管引流出少量暗红色或咖啡样液体，一般不超过300 mL。若有较多鲜血，应及时联系医师并配合处理。④拔管：术后胃肠减压量减少，肠蠕动恢复、肛门排气后，可拔除胃管。

（2）腹腔引流管的观察：腹腔引流管可预防血液、消化液、渗出液等在腹腔内或手术野内积聚，排出腹腔脓液和坏死组织，防止感染扩散，促使手术野死腔缩小或闭合，保证伤口良好愈合。

腹腔引流管护理要点：①妥善固定引流管和引流袋，防止患者在变换体位时压迫、扭曲引流管，或引流管被牵拉而脱出。另外，还可避免或减少因引流管的牵拉而引起的疼痛。②保持引流通畅，若发现引流量突然减少，患者感到腹胀伴发热，应检查引流管腔有无堵塞或引流管是否脱落。③注意观察引流液的颜色、量、气味及有无残渣等，准确记录24小时引流量。一般情况下，患者术后体温逐日趋于正常，腹腔引流液逐日减少、变清。若术后数日腹腔引流液仍不减少，伴有黄绿色胆汁或脓性液体，带臭味，伴腹痛，体温再次上升，应警惕发生吻合口瘘的可能；须及时告知医师，协助处理。④注意观察引流管周围皮肤有无红肿、皮肤损伤等情况。⑤疼痛观察：引流口处疼痛常由引流液刺激周围皮肤，或引流管过紧地压迫局部组织引起继发感染或迁移性脓肿所致，局部固定点疼痛一般是病变所在处。剧烈腹痛突然减轻，应高度怀疑脓腔或脏器破裂，注意观察腹部体征。

4.补液

遵医嘱静脉输液，必要时遵医嘱输注血制品，记录24小时出入量，监测血电解质，避免发生水、电解质及酸碱平衡紊乱。

5.活动

鼓励患者早期活动，促进肠蠕动恢复，防止术后发生肠粘连和下肢深静脉血栓。除年老体弱或病情较重者，应鼓励并协助患者术后第1日坐起轻微活动，第2日协助患者于床边活动，第3日可在病室内活动。

6.营养支持

改善患者的营养状态,能够促进吻合口和切口愈合。

(1)禁食期间:遵医嘱输注肠外营养液。

(2)拔除胃管后当日:可饮少量水或米汤。

(3)如无不适,拔管后第 2 日给予流质食物,每次 50~80 mL。

(4)拔管后第 3 日给予流质食物,每次 100~150 mL。

(5)进食后无不适,第 4 日可给予半流质食物。

注意:食物宜温、软、易于消化,少食多餐。开始时每天 5~6 餐,逐渐减少进餐次数并增加每次进餐量,逐步恢复正常饮食。

7.疼痛护理

每天进行疼痛评分,使用数字评分法≥3 分时,及时通知医师给予处理,并观察处理效果、有无药物不良反应。应用自控镇痛泵者,指导其使用方法。

(三)术后并发症的观察与护理

1.出血

出血主要包括胃或十二指肠残端出血、吻合口出血及腹腔出血。

观察:术后早期易发生。若术后短时间内胃管或腹腔引流管内引流出大量鲜红色血液,24 小时后仍未停止,须警惕胃出血。

护理:观察患者的神志、生命体征、尿量、体温的变化;观察胃管、腹腔引流管引流液的颜色、性质及量;观察血红蛋白、血细胞比容的变化。遵医嘱应用止血药物、输血或用冰盐水洗胃;必要时协助医师通过内镜检查出血部位并止血。经非手术治疗不能有效止血或出血量>500 mL/h 时,积极完善术前准备。

2.胃瘫

胃瘫是手术后以胃排空障碍为主的综合征,发病机制尚未明确,常发生于术后数日停止胃肠减压、进流质食物,或由流质食物改为半流质食物后。

观察:观察患者在停止胃肠减压或进食后,有无上腹饱胀、恶心、呕吐、顽固性呃逆。

护理:严格禁食、禁水,持续胃肠减压;遵医嘱补液,维持水、电解质及酸碱平衡;给予肠外营养支持,改善机体营养状态,纠正低蛋白血症。使用 3% 温盐水洗胃,减轻吻合口水肿。遵医嘱应用胃动力促进剂或中药治疗。向患者解释术后胃瘫多能经非手术治疗治愈,消除其紧张、恐惧心理。患者胃动力的恢复常突然发生,于 1~2 天内胃引流量明显减少,腹胀、恶心迅速缓解,即可拔除胃管,指导患者逐渐恢复饮食。

3.吻合口破裂或吻合口瘘

吻合口破裂或吻合口瘘多发生在术后 1 周内,与缝合不当、吻合口张力过大、组织供血不足、贫血、低蛋白血症、组织水肿等有关。

观察:观察患者有无高热、脉速,腹部压痛,反跳痛,腹肌紧张,或腹腔引流管内引流出含肠内容物的混浊液体。

护理:给予患者禁食、胃肠减压。遵医嘱应用肠外营养支持,纠正水、电解质及酸碱失衡,合理应用抗菌药物。形成局部脓肿、外瘘或无弥漫性腹膜炎者,行局部引流,注意及时清洁瘘口周围皮肤并保持干燥,局部使用氧化锌软膏、皮肤保护粉/膜,避免皮肤破损继发感染。

注意:出现弥漫性腹膜炎的吻合口破裂患者必须立即手术,做好急诊术前准备。

4.十二指肠残端破裂

十二指肠残端破裂多发生在术后 24～48 小时,见于十二指肠残端处理不当或毕Ⅱ氏输入袢梗阻。

观察:观察患者有无突发上腹部剧痛、腹膜刺激征、发热、白细胞计数增加、腹腔穿刺抽出胆汁样液体。

护理:一旦确诊应立即手术,积极完善术前准备,术后护理同吻合口破裂或吻合口瘘。

5.肠梗阻

根据梗阻部位分为输入袢梗阻、输出袢梗阻及吻合口梗阻。

(1)输入袢梗阻:见于毕Ⅱ式胃大部切除术后。

急性完全性输入袢梗阻:由输入袢受压或穿入输出袢与横结肠系膜的间隙孔形成内疝所致。临床表现为突发上腹部剧烈疼痛,呕吐频繁、量少、多不含胆汁,呕吐后症状不缓解,且上腹部有压痛性肿块,病情进展快,很快出现休克表现。由于易发生肠绞窄,应紧急手术治疗。

慢性不完全性输入袢梗阻:由输入袢在吻合口处形成锐角,输入袢内消化液排空不畅所致。表现为进食后上腹胀痛或绞痛,随即突然喷射性呕吐出大量不含食物的胆汁,呕吐后症状缓解。应给予禁食、胃肠减压、肠外营养支持治疗,非手术治疗症状仍不能缓解者,需再次手术。

(2)输出袢梗阻:见于毕Ⅱ式胃大部切除术后,由术后肠粘连、大网膜水肿、炎性肿块压迫所致。表现为上腹饱胀不适,严重时呕吐,呕吐物含胆汁。若非手术治疗无效,应手术解除梗阻。

(3)吻合口梗阻:常由吻合口过小或吻合时内翻过多,加上术后吻合口水肿所致。表现为进食后上腹饱胀感和溢出性呕吐,呕吐物多不含胆汁。非手术治疗措施同胃瘫;若非手术治疗无效,需手术解除梗阻。

6.倾倒综合征

胃大部切除术后,由于失去幽门的节制功能,导致胃排空过快,产生一系列临床症状,称为倾倒综合征。根据进食后出现症状的时间分为早期和晚期两种类型。

(1)早期倾倒综合征:多发生在进食后半小时内,与大量高渗性食物快速进入肠道导致肠道内分泌细胞大量分泌肠源性血管活性物质,以及渗透压作用使细胞外液大量移入肠腔有关。

观察:密切观察患者有无心悸、出冷汗、乏力、面色苍白、头晕等循环系统症状,以及腹部饱胀不适或绞痛、恶心、呕吐、腹泻等胃肠道症状。

护理:指导患者调整饮食,少食多餐;进食低碳水化合物、高蛋白饮食;用餐时限制饮水喝汤;避免给予过甜、过咸、过浓的流质食物;进餐后平卧 20 分钟。多数患者经饮食调整后,症状可减轻或消失,半年到 1 年内能逐渐自愈;严重者需使用生长抑素或手术治疗。

(2)晚期倾倒综合征:发生于餐后 2~4 小时,与食物进入肠道后刺激胰岛素大量分泌,继而导致反应性低血糖有关,故又称为低血糖综合征。

观察:观察患者有无心悸、出冷汗、乏力、面色苍白、手颤、虚脱等表现。

护理:指导患者出现症状时稍进饮食,尤其是糖类。指导患者少食多餐,减少碳水化合物的摄入,增加食物中的蛋白质比例。

十二、健康教育

(一)疾病知识指导

告知患者及家属有关胃、十二指肠溃疡的知识,使之能更好地配合术后长期治疗和自我管理。

(二)药物指导

指导患者服药的时间、剂量、方式,说明药物不良反应,避免服用对胃黏膜有损害的药物,如阿司匹林、吲哚美辛、皮质类固醇等。

十三、护理评价

(1)患者疼痛是否减轻或缓解。

(2)患者是否维持体液平衡及重要脏器的有效灌注。

(3)患者的营养状况是否得以维持或改善。

（4）患者有无发生并发症或并发症是否被及时发现与处理。

十四、关键点

（1）急性穿孔和大出血是胃、十二指肠溃疡的急症,需及早处理。

（2）胃、十二指肠溃疡患者行胃大部切除术后,预防与及早发现各种术后并发症是术后护理的关键。

（3）正确指导患者饮食是防止术后发生倾倒综合征的关键。

（4）规律饮食和良好的生活习惯是预防胃、十二指肠疾病的有效方法。

第五节　肺泡蛋白沉积症

肺泡蛋白沉积症(pulmonary alveolar proteinosis,PAP)以肺泡腔内积聚大量的表面活性物质为特征,主要是由于体内存在的抗粒细胞-巨噬细胞集落刺激因子(GM-CSF)自身抗体导致肺泡巨噬细胞对表面活性物质的清除障碍所致。

隐匿起病,10%～30%的患者在诊断时无症状。常见症状是呼吸困难伴咳嗽,偶有咳痰。X线检查显示两侧弥漫性的肺泡渗出,分布于肺门周围,形成"蝴蝶"样图案。经常是广泛的肺部渗出与轻微的临床症状不相符合,胸部高分辨率CT(high resolution computed tomography,HRCT)特征性的表现如下:①毛玻璃影与正常肺组织截然分开,形成"地图"样图案;②小叶间隔和小叶内间隔增厚,形成多边形或"不规则铺路石"样图案。特征性生理功能改变是肺内分流导致的严重低氧血症。支气管肺泡灌洗回收液特征性的表现为奶白色,稠厚且不透明,静置后沉淀分层。支气管肺泡灌洗液细胞或经支气管镜取肺活检组织的过碘酸雪夫染色阳性和阿辛蓝染色阴性可以证实诊断。

1/3的患者可以自行缓解。对于有明显呼吸功能障碍的患者,全肺灌洗是首选和有效的治疗方法。该病目前病因不明。

一、发病机制与病理

PAP可分为先天性、特发性和继发性肺泡蛋白沉积症3类。每种类型的PAP发病机制各不相同。

先天性PAP大多在婴幼儿或儿童期发病,有明显的家族史,是一种常染色体隐性遗传性疾病,多由编码表面活性物质蛋白-B的缺乏或GM-CSF受体链基因突变所致。

特发性 PAP 最为常见,占所有 PAP 患者的 90% 以上,其病因尚不完全清楚。目前研究发现特发性 PAP 是一种自身免疫性疾病,由于出现 GM-CSF 自身中和性抗体,与 GM-CSF 特异性结合,阻断了 GM-CSF 与相应受体的结合,影响了肺泡巨噬细胞的功能,使肺泡表面活性物质清除下降,是特发性肺泡蛋白沉积症的主要发病机制。

继发性 PAP 发病机制尚不明确,目前了解继发性肺泡蛋白沉积症多与如下基础疾病有关:①恶性肿瘤,尤其是血液系统恶性肿瘤;②导致患者免疫功能严重低下的疾病或药物,如艾滋病、胸腺发育不全、大量应用医源性免疫抑制剂的器官移植患者等;③感染因素,如结核分枝杆菌、奴卡菌或真菌感染等;④吸入某些无机粉尘或毒性气体,通常在短时间内吸入高浓度的无机粉尘时容易发生。

肺组织活检显示肺脏有多发性淡黄色或灰白色坚实结节,肺脏可明显变硬,重量增加,肺的切面有黄白色液体流出,肺实变与代偿性肺气肿并存。光镜下肺泡结构基本正常,肺泡内充满细颗粒状;除继发感染外很少出现炎症细胞。电镜下观察见肺泡 II 型细胞胞质内有特征性的呈同心圆排列的板层小体结构。

二、临床表现

本病可发生于任何年龄,以 30~50 岁最为常见,约占病例总数的 80%,平均发病年龄为 39 岁,男性多于女性,男女之比为(2~4):1。PAP 的临床表现不具有特征性,多数患者起病隐匿,约 30% 的患者无临床症状。呼吸困难和咳嗽是最常见的临床症状,还可表现为发热、胸痛、胸闷、咳痰、咯血、消瘦、盗汗、乏力、皮肤瘀斑等,急性起病伴高热者常为继发感染所致。吸气末的爆裂音是最常见的异常体征,1/3 的患者可见杵状指,疾病进展中可有中心性或周围性发绀。继发性 PAP 的临床表现是基础疾病和肺泡蛋白沉积症相叠加的结果,基础疾病的临床表现不尽相同,而继发性 PAP 患者的临床表现却有相似之处:①以肺泡蛋白沉积症引起的呼吸困难和咳嗽最为常见;②呼吸困难逐渐加重,多数患者甚至出现呼吸衰竭。先天性 PAP 大多在婴幼儿或儿童期发病,主要表现为新生儿急性呼吸窘迫综合征。

三、诊断与辅助检查

以往 PAP 多是经开胸、胸腔镜或纤维支气管镜下肺泡组织活检病理确诊,目前胸部 HRCT 表现结合支气管肺泡灌洗液(bronchoalveolar lavage fluid,BALF)检查、临床表现已成为确立 PAP 诊断的基本手段。典型的 PAP 患者的

BALF 呈乳状或浓稠浅黄色液体,放置后分层,电镜下见板层小体(大量卵圆形颗粒具有明暗相间螺纹状或指纹样条纹),过碘酸雪夫染色阳性,光镜下由细胞碎片、表面活性物质颗粒及一些蛋白样物质组成。近年研究发现,特发性 PAP 患者的 BALF 和血清中 GM-CSF 自身抗体浓度升高,因此将其作为特发性 PAP 的诊断指标之一。

肺功能检查:PAP 的肺功能检查常为限制性通气功能障碍伴弥散功能下降,如果患者吸烟可合并有阻塞性通气功能障碍。动脉血气分析显示低氧血症及肺泡-动脉血氧分压差(alveolar-artery oxygen partial pressure gradient,$P_{A-a}O_2$)增大。这主要是由于肺泡内充满磷脂蛋白物质、小叶间隔水肿和纤维化,导致肺泡内通气不足,肺泡毛细血管床出现大量右向左分流所致。肺功能检查可以评估疾病的严重程度、疾病的进展和对治疗的反应,血气分析中 $P_{A-a}O_2$ 值的大小及其运动后的变化可以预测肺功能受损的程度。

影像学检查:特发性 PAP 的 CT 表现可见磨玻璃影、实变影、条索影及网格影,其中以磨玻璃影和网格影最为常见,HRCT 能准确观察病变的形态和分布。肺泡蛋白沉积症的病变分布多为弥漫性随机分布,没有明显的中央性或周围性及叶段分布差异,多为两侧对称分布,肺泡蛋白沉积症的病变与周围正常肺组织间分界清楚,且边缘形态各异,呈典型的"地图样"改变。"不规则铺路石"样改变有一定的特异性,指弥漫性磨玻璃影内重叠网格状影,是充盈磷脂蛋白样物质的肺泡与增厚及水肿的小叶间隔交织所致。胸部 CT 提示"不规则铺路石"样改变对肺泡蛋白沉积症的诊断有特异性,故目前仍以此征作为肺泡蛋白沉积症的影像诊断依据之一。继发性 PAP 的胸部 CT 表现为典型的"地图样"分布的磨玻璃影和"不规则铺路石"样改变,且合并有基础疾病的胸部 CT 表现。先天性 PAP 患者的胸部 CT 表现缺乏特征性,可以表现为类似粟粒性病变的网状结节和小结节,或表现为不同大小的腺泡结节的融合影。

四、治疗

PAP 因其分类不同治疗方法也有不同,先天性 PAP 患者以支持治疗为主,继发性 PAP 应以治疗基础疾病为主,基础疾病的治疗亦对肺部病变有改善作用。特发性 PAP 治疗方法如下。

(一)支气管肺泡灌洗(bronchoalveolar lavage,BAL)

BAL 目前被认为是 PAP 的最佳治疗方法。BAL 是通过物理方法将沉积在肺泡表面的活性物质去除,使其产生和清除达到平衡,从而改善肺的通气,达到治疗的目的。可以单侧灌洗,亦可两侧同时进行。BAL 的有效率在 60% 左右,10% 的患者对灌洗没有反应。BAL 的优点是较为彻底,患者一般在灌洗后 48 小时内症状和生理指标得到明显改善,一次灌洗后可以维持较长时间。缺点是该方法需要的技术条件较高,需在全麻下进行,具有一定的危险性。

(二)血浆置换

通过血浆置换降低 GM-CSF 自身抗体水平可能作为一种全新的特发性 PAP 治疗方法。

(三)肺移植

肺移植对部分患者有治疗效果,但移植后仍可复发。

五、护理

(一)护理评估

(1)评估患者的意识、生命体征。

(2)呼吸状况如有无呼吸困难,发绀,咳痰情况,痰液的色、质、量及气道通畅情况。

(3)评估患者的心理-社会状况,家庭情况,经济收入,职业因素,了解患者及其家属对治疗的信心和对疾病的认知程度。

(4)评估患者肺功能、CT 等辅助检查情况。

(二)支气管肺泡灌洗的护理

1.术前准备

(1)心理护理:全面评估患者,了解患者的心理状态。因全肺灌洗治疗需在全麻下进行,患者及家属对此治疗方法缺乏了解,对治疗缺乏安全感,担心灌洗时会出现并发症及意外。护理人员应同患者及家属深入沟通,耐心做好解释工作,讲解灌洗术的过程及其效果,告知该操作目前已较为成熟,由资深医护人员配合完成,并且在操作过程中患者会得到严密的监护,以缓解患者的紧张情绪,取得配合。

(2)有效的咳嗽、咳痰:促进有效排痰。

深呼吸和有效咳嗽:适用于神志清醒、一般状况良好、能够配合的患者,有助于气道远端分泌物的排出。指导患者掌握有效咳嗽的正确方法:①患者尽可能采用坐位,先进行深而慢的呼吸 5～6 次,后深吸气至膈肌完全下降,屏气 3～5 秒,继而缩唇,缓慢地通过口腔将肺内气体呼出,再深吸一口气后屏气 3～5 秒,身体前倾,从胸腔进行 2～3 次短促有力的咳嗽,咳嗽同时收缩腹肌,或用手按压上腹部,帮助痰液咳出。②经常更换体位有利于痰液咳出。

胸部叩击:胸部叩击适用于久病体弱、长期卧床、排痰无力者。禁用于未经引流的气胸、肋骨骨折、有病理性骨折史、咯血、低血压及肺水肿等患者。方法:患者侧卧位或在他人协助下取坐位,叩击者两手手指弯曲并拢,使掌侧呈杯状,以手腕力量,从肺底自下而上,由外向内,迅速而有节律地叩击胸壁,震动气道,每一肺叶叩击 1～3 分钟,每分钟 120～180 次,叩击时发出一种空而深的拍击音表明手法正确。注意事项:①听诊肺部有无呼吸音异常及干、湿啰音,明确病变部位。②叩击时避开乳房、心脏、骨突部位(如脊椎、肩胛骨、胸骨)。③叩击力量适中,以患者不感到疼痛为宜;每次叩击时间以 5～15 分钟为宜,应安排在餐后 2 小时或餐前 30 分钟进行,以避免治疗中发生呕吐;操作时应密切注意患者的反应。④操作后患者休息,协助其做好口腔护理,去除痰液气味;询问患者的感受,观察痰液情况,复查生命体征。

机械吸痰:适用于无力咳出黏稠痰液、意识不清或排痰困难者。可经患者的口腔、鼻腔、气管插管或气管切开处进行负压吸痰。

用药护理:遵医嘱给予抗生素、止咳药物、祛痰药物及雾化吸入,掌握药物的疗效和不良反应。不滥用药物,排痰困难者勿自行服用强效镇咳药。

(3)术前呼吸功能锻炼。

腹式呼吸:又称为膈式呼吸训练。吸气时,膈肌收缩下降,腹肌松弛,保证最大吸气量,腹部隆起。呼气时,腹肌收缩帮助膈肌松弛,随腹腔内压增加而上抬,增加呼吸潮气量,腹部塌陷,胸部保持不动。每分钟 7～8 次,每次 10～20 分钟,每天锻炼 2 次。腹式呼吸需深而缓,可增加潮气量,减少功能残气量,提高肺泡通气量,降低呼吸功耗,缓解呼吸困难症状,改善换气功能。

缩唇腹式呼吸:用鼻吸气,嘴呼气,呼气时嘴唇缩成吹口哨状,吸呼比为 1:2 或 1:3,此方法适用于气道阻力增加的患者。缩唇腹式呼吸是结合腹式呼吸及缩唇呼吸,即将双手分别置于前胸部及上腹部,用鼻缓慢吸气,膈肌松弛,腹部的手有向上抬起的感觉,而胸部的手原位不动;呼气时缩唇,口唇缩成吹口哨状,使气体通过缩窄的口型缓缓呼出,腹肌收缩,腹部的手有下降感,吸气与呼气时间比为 1:2 或 1:3,尽量做到深吸慢呼,缩唇程度以不感到费力为适度,每分钟 7～8 次,每次 5～15 分钟,每天 2 次。呼吸功能锻炼可增强膈肌力量,减少气道阻力或无效腔,增加肺泡通气量,提高潮气量,是预防肺部感染的理想措施之一。

(4)术前各项常规准备:对患者应全面查体,包括胸部 X 线检查、心电图、实验室常规检查、肺功能、血气分析等,对患者心肺功能进行全面评价,以确定是否耐受手术。灌洗术前一天晚 8 点起禁食、禁水,保证良好的睡眠状态,术前建立静脉通道。

2.术中配合

安置患者去枕平卧位,头后仰,给予氧气吸入,预防肺泡灌洗中缺氧,协助麻醉医师进行插管,一般每次灌注 500～1 000 mL 37 ℃生理盐水,然后吸出同量的灌洗液,每次回收量的丢失不应＞200 mL。若每次流失量＞200 mL,详细记录每次灌入量、出量、残留量。应警惕液体流入另一侧肺。灌洗液选择用无菌生理盐水,温度(37 ℃)与体温接近,以减少对机体的刺激,严密观察生命体征,注意患者面色、心率、血压及经皮动脉血氧饱和度的变化,防止发生气压伤及其他并发症。

3.术后护理

严密观察生命体征,保持呼吸道通畅。患者在灌洗后有一定容量灌洗液残留,致使有效气体交换面积减少,同时由于灌洗表面活性物质的丢失,导致肺泡萎缩,通气血流比例失调,发生低氧血症,因此应给予双水平呼吸机辅助通气,遵医嘱设置压力参数,初始压力以患者可以耐受为宜。协助患者咳嗽、咳痰,鼓励患者及时咳出呼吸道分泌物,并观察痰液的色、质、量变化。

4.咽喉部疼痛的护理

肺泡灌洗的整个过程需在全麻下进行,气管插管会对气道黏膜造成一定的损伤,术后第 2 天,部分患者出现咽喉部疼痛症状,可给予无刺激性、质软、温凉的半流质食物或流质食物,多饮水,2～3 天后症状消失,避免情绪紧张。

(三)血浆置换的护理

血浆置换(plasma exchange,PE)是一种用来清除血液中大分子物质的血液净化疗法。其基本过程是将患者血液经血泵引出,通过血浆分离器分离血浆和细胞成分,去除致病血浆或选择性地去除血浆中的某些致病因子,然后将细胞成分、净化后的血浆及所需补充的置换液输回体内。

1.术前准备

(1)监测体温、脉搏、呼吸、血压、心率情况。

(2)饮食指导:置换前给予清淡的半流质食物,并结合患者病情给予相应的饮食指导。

(3)了解患者病史,以减少不必要的并发症。

(4)确认患者已签署知情同意书;配合医师行经外周静脉穿刺中心静脉置管术,备好血浆分离器及管路,血浆置换液为血浆 1 600 mL,贺斯 500 mL＋10％葡萄糖酸钙30 mL＋氯化钾 15 mL,4％清蛋白 500 mL,以及准备所需药品及抢救仪器等。

2.术中护理

管路护理:正确连接并接紧各管路,防止接口脱落,防止管路扭曲,保证血流通畅,指导并协助患者取保持血流通畅且舒适的体位。

3.术后护理

严密观察患者的生命体征、尿量,保持口腔清洁。严格执行无菌操作,减少家属探望,预防术后感染、出血等并发症。

(四)健康指导

患者外出散步戴口罩,注意保持口腔清洁,进食后、睡觉前漱口,勿用手挖鼻,季节变化及时加减衣物,避免去人多拥挤的地方,预防上呼吸道感染,避免感染结核分枝杆菌、卡氏肺孢子菌、巨细胞病毒等,保证充足的蛋白质、维生素和水分的摄入,避免给予患者高碳水化合物和高热量的饮食,以免产生过多的二氧化碳。生活规律,保持心情愉快,注意劳逸结合,注意锻炼身体,提高免疫力,坚持呼吸功能锻炼,定时门诊随访,如出现胸闷、气促、呼吸困难等不适,及时就医。

第六节　胆　石　症

胆石症是指发生在胆囊或胆管内的结石,是胆道系统的常见病和多发病。胆石可发生在胆管的任何部位,胆囊内的结石为胆囊结石,左右肝管汇合部以下的肝总管和胆总管结石为肝外胆管结石,汇合部以上的为肝内胆管结石。

一、胆囊结石

胆囊结石主要为胆固醇结石或以胆固醇为主的混合性结石和黑色素结石。外科首选的是通过腹腔镜胆囊切除术治疗,与开腹胆囊切除相比同样有效,且具有恢复快、损伤小、疼痛轻、瘢痕不易发现等优点。

(一)术前护理

1.常规护理

执行外科手术前护理常规。

2.病情观察

动态评估腹痛,包括腹痛的程度、性质、范围,有无寒战、高热、黄疸。初期表现为右上腹阵发性绞痛,伴恶心、呕吐等消化道症状;随着病情进展,持续性右上腹疼痛放射到右肩背部。若腹痛加重,伴高热、寒战及严重全身感染症状,则考虑为化脓性胆囊炎或坏疽穿孔。如上述症状加重伴血压下降,脉搏细速,及时告知医师进行积极处理。

3.饮食

选用低脂饮食,有脱水和电解质失衡时遵医嘱合理补液治疗。

4.术前用药

严重的胆囊结石发作性疼痛可使用镇痛剂和解痉剂,如阿托品。但应避免使用吗啡,因吗啡可引起 Oddi 括约肌收缩,增加胆道内压力,加重病情。

5.腹腔镜下胆囊切除术

如行腹腔镜下胆囊切除术,应嘱患者清洗脐部皮肤,护士可用松节油清洁脐内污垢。指导患者进行呼吸训练,避免感冒。

(二)术后护理

1.常规护理

执行外科手术术后护理常规,执行全身麻醉术后护理常规,执行术后疼痛护理常规。

2.严密监测生命体征,做好术后记录

有心律异常变化者应立即通知医师给予妥善处理。

3.引流管护理

保持引流通畅,妥善固定引流管,观察引流液的颜色、量及性质。

4.体位

术日平卧位,次日依据病情可下床活动,逐渐过渡至正常活动。

5.饮食

如为腹腔镜下胆囊切除术治疗,术日禁食 6 小时,次日遵医嘱可从低脂流质食物逐渐过渡至低脂普食。

6.并发症的观察与护理

术后除严密观察患者的生命体征外,还应观察患者腹部体征及引流情况,如患者出现发热、腹痛、腹胀等腹膜炎症状或腹腔引流液为黄绿色胆汁样液体,应考虑为胆瘘,及时通知医师并协助其处理。

7.健康指导

(1)合理饮食,少食多餐。少食油腻食物,多食低脂、高维生素食物,多食新鲜蔬菜和水果。

(2)适当体育锻炼,提高机体抵抗力。

(3)定时进行复诊,如有腹部疼痛等情况及时到医院就诊。

二、胆管结石

胆管结石根据病因不同,分为原发性和继发性胆管结石。在胆管内形成的结石,称为原发性胆管结石,其形成与肝内感染、胆汁淤积、胆道蛔虫有密切关系,以胆色素结石或混合性结石为主。胆管内结石来自胆囊者,称为继发性胆管结石,以胆固醇结石多见。外科手术治疗主要有胆总管切开取石和"T"形管引流术。

(一)术前护理

1.常规护理

执行外科手术前护理常规。

2.病情观察

密切观察患者生命体征,腹痛的性质、部位及发作时间,有无诱发因素;有无腹痛、寒战、高热及 Charcot 三联征,以确定有无胆管梗阻。注意与胆道蛔虫区别。对于诊断明确者可使用消炎利胆和解痉镇痛药物。

3.饮食

选用低脂饮食,肝功能较好者可给予高蛋白饮食,不能进食者给予肠外营养。

4.用药护理

避免使用吗啡,遵医嘱应用改善凝血机制药,可肌内注射维生素 K_1 及保肝药物。

5.降低体温

高热患者可使用物理降温和(或)药物降温,应用抗生素控制感染。

6.做好皮肤护理

如患者皮肤出现黄疸、瘙痒,嘱患者不要用手抓挠,注意剪指甲,可用温水擦浴,涂抹润肤露,必要时请皮肤科会诊。

(二)术后护理

1.常规护理

执行外科手术术后护理常规,执行全身麻醉后护理常规,执行术后疼痛护理常规。

2.病情观察

定时监测生命体征和腹部体征;术前有黄疸的患者,应观察并记录大便颜色。

3.营养支持

及时补充液体,保持出入量平衡。

4."T"形管引流护理

胆总管探查或切开取石术后,于胆总管切开处放置"T"形管,目的是为了引流胆汁,使胆管减压。

(1)"T"形管应妥善固定并保持通畅,防止扭曲、脱落。不可固定在床上,以防翻身活动时牵拉造成导管脱出。

(2)密切观查"T"形管内引流出胆汁的颜色、量和性状。一般正常成人胆汁生成量为 800~1 200 mL/24 h,为黄绿色清亮无沉渣液体;术后 24 小时内胆汁引流量一般为 300~500 mL,进食后胆汁量可增至 600~700 mL,随着胆管梗阻解除,胆汁量逐渐减至 200 mL 左右。

(3)预防感染:严格无菌操作,保持"T"形管引流通畅,定时更换引流袋。下床活动时引流袋低于引流口水平,避免胆汁回流;平卧时引流管远端应低于腋中线,防止胆汁淤积引起感染。

(4)拔管:若"T"形管引流通畅、胆汁正常,患者无腹痛、无发热等症状,且引流量逐渐减少,一般在术后 10~14 日可试行夹闭"T"形管。开始每天夹闭 2~3 小时,若患者无发热、腹痛和黄疸可逐渐延长时间,全日夹管 24~48 小时患者无不适时可以拔管。经"T"形管造影显示胆管通畅后,再引流 2~3 日,以排出造影剂。拔管后残留窦道用凡士林纱布填塞,1~2 日内可自行闭合。

5.并发症的观察与护理

(1)黄疸:常伴凝血功能障碍,一般术后 3~5 日减退,可给予维生素 K_1 肌内注射。

(2)出血:严密观察生命体征及腹部体征。特别是术后 24~48 小时,若患者出现腹痛、呕血、黑便、引流管液为血性胆汁或鲜血,且超过 100 mL/h,持续 3 小时以上,并伴心率增快、血压波动时,提示腹腔内出血,立即通知医师,协助做好术前准备。

(3)胆瘘:术后 5~10 日,患者突然发热、腹痛、腹胀,或"T"形管引流量突然减少,腹腔引流管或切口引流出黄绿色胆汁样液体,提示发生胆瘘,立即报告医师并协助处理。做好引流管口周围皮肤护理,局部可涂皮肤保护膜或用防漏膏。

6.健康指导

(1)养成良好的饮食习惯,烹调方式以蒸煮为宜。定期进行肠道驱虫。

(2)适当体育锻炼,提高机体抵抗力。

(3)指导患者对异常症状的观察。若有腹胀、黄疸、发热、厌油腻,或切口红、肿、热、痛等,应及时就诊。

(4)指导带"T"形管出院患者做好管路护理,避免引流管受压;尽量穿宽松柔软的衣服,避免提举重物或过度活动。淋浴时用塑料薄膜覆盖"T"形管并做标记,以防感染;每天定时更换引流袋并做好记录。若敷料渗湿、管路脱出应及时就诊。

第六章

儿 科 护 理

第一节 足月新生儿

一、足月新生儿特点

(一)外观特点

足月新生儿是指出生时胎龄满 37～42 周的新生儿,体重在 2 500 g 以上,身长 47 cm 以上,哭声响亮,肌肉有一定张力,四肢屈曲,皮肤红润,胎毛少,耳郭软骨发育良好,乳晕清楚,乳头突起,乳房可扪及结节,整个足底有较深的足纹,男婴睾丸下降,女婴大阴唇覆盖小阴唇。

(二)呼吸系统

胎儿在宫内不需要肺的呼吸,但有微弱的呼吸运动。胎儿肺内充满液体,出生时经产道挤压,1/3 肺液由口鼻排出,其余由肺间质毛细血管和淋巴管吸收,如吸收延迟,则出现湿肺症状。分娩后新生儿在第 1 次吸气后紧接着啼哭,肺泡张开。其呼吸较浅快,频率为 40 次/分左右,常呈腹式呼吸。

(三)循环系统

胎儿出生后血液循环发生巨大变化:①脐带结扎;②肺血管阻力降低;③卵圆孔和动脉导管出现功能性关闭。心率波动较大,为 100～160 次/分,平均 120～140 次/分,血压平均为 9.3/6.7 kPa(70/50 mmHg)。

(四)消化系统

足月新生儿消化道面积相对较大,有利于吸收。而胃呈水平位,贲门括约肌发育较差,幽门括约肌发育较好,易发生溢乳和呕吐。新生儿肠壁较薄,通透性高,有利于吸收母乳中的营养物质,也易使肠腔内毒素及消化不全的产物通过肠壁而进入血液循环,引起中毒症状和过敏现象。足月新生儿除胰淀粉酶不足外,其余消化酶均能满足生理需要。胎粪呈墨绿色,由肠黏膜脱落上皮细胞、羊水及消化液组成。出生后 12 小时内开始排泄,3～4 天内排完,若超过 24 小时还未见胎粪排出,应检查是否为肛门闭锁。足月新生儿肝葡萄糖醛酸转移酶的活力较低,是出现生理性黄疸及对某些药物解毒能力低下的原因之一。

(五)血液系统

由于胎儿期处于相对缺氧状态,故足月新生儿出生时血液中红细胞数和血红蛋白量较高,血红蛋白中胎儿血红蛋白约占 70%,后渐被成人血红蛋白替代。由于胎儿血红蛋白对氧有较强的亲和力,氧离曲线左移,不易将氧释放到组织,所以新生儿缺氧时发绀不明显。足月新生儿刚出生时白细胞数较高,第 3 天开始下降。足月新生儿血容量为 80～100 mL/kg。

(六)泌尿系统

足月新生儿一般生后第 1 天排尿,如生后 48 小时无排尿,需要检查原因。新生儿肾小管稀释功能尚可,但肾小球滤过率低,浓缩功能较差,因此排出同样量的溶质需比成人多 2～3 倍的水。新生儿排磷功能较差,因此牛奶喂养儿易发生低钙血症。

(七)神经系统

新生儿脑相对较大,重 300～400 g,占体重的 10%～12%(成人仅 2%)。新生儿期间视觉、听觉、味觉、触觉、温觉发育良好,痛觉、嗅觉(除对母乳外)相对较差。足月新生儿出生时已具有原始的神经反射,如觅食反射、吸吮反射、握持反射、拥抱反射和交叉伸腿反射。由于锥体束发育不成熟,正常新生儿也可出现巴宾斯基征、克尼格征阳性。

(八)免疫系统

胎儿可从母体通过胎盘得到免疫球蛋白 IgG,因此不易感染一些传染病(如麻疹);而免疫球蛋白 IgA 和 IgM 则不能通过胎盘传给新生儿,因此新生儿易患呼吸道、消化道感染,以及大肠埃希菌、金黄色葡萄球菌败血症。新生儿单核-吞噬细胞系统和白细胞的吞噬作用较弱,血清补体比成人低,白细胞对真菌的杀灭能力也较低,这是新生儿易患感染的另一种原因。人乳的初乳中含有较多的分泌型免疫球蛋白 IgA,应提倡母乳喂养,提高新生儿抵抗力。

(九)体温调节

新生儿体温调节功能差,皮下脂肪较薄,体表面积相对较大,容易散热,其产热主要依靠棕色脂肪的代谢。新生儿生活的环境温度要适宜,室温过高时足月新生儿能通过皮肤蒸发和出汗散热,但如体内水分不足,血液浓缩而出现发热,称"脱水热";室温过低时则可引起体温低下或寒冷损伤综合征。

(十)能量、水和电解质需要量

1.总能量需要

新生儿出生后第 1 天需要能量为 209.2～313.8 kJ/kg(50～75 kcal/kg),以后增至每天 418.4～502.1 kJ/kg(100～120 kcal/kg)。

2.每天液体需要量

新生儿体液总量占体重的 65%～75%,第 1 天液体需要量为 60～80 mL/kg,第 2 天为 80～100 mL/kg,第 3 天以上为 100～140 mL/kg。

3.电解质需要量

钠、钾每天需要量各 1～2 mmol/kg。新生儿患病时易发生酸碱失衡,其碳酸氢盐的肾阈值低,肾处理酸负荷能力不足,故特别容易发生代谢性酸中毒,需及时纠正。

二、护理措施

(一)新生儿室的条件

1.环境

新生儿室应安排在阳光充足、空气流通的朝南区域,病室内备有空调和空气净化设备。

2.室温

室温维持在 22～24 ℃,相对湿度在 55%～65%。

3.室内设计

每张病床占地面积 2.5 m²,床间距离为 60 cm 以上。应设置隔离室、早产儿室、危重监护室,另配 1～2 间空房间,供临时隔离或空气消毒时轮换使用。

(二)预防感染

1.建立严格的消毒隔离制度

(1)入室更衣换鞋。

(2)接触新生儿前后勤洗手,避免交叉感染。

(3)每季度对工作人员做 1 次咽拭子培养,对带菌者及患感染性疾病者应暂时调离新生儿室。

(4)定期进行全面的清洁消毒,每天用湿式法进行清洁,每天用紫外线进行空气消毒 30 分钟以上。

2.脐部护理

每天检查脐部,保持其干燥,每天沐浴后用消毒液消毒脐部及周围皮肤,如有感染可用 3％过氧化氢洗净后再用 3％碘酊消毒,或局部使用抗生素。

3.皮肤黏膜护理

刚出生的婴儿可用消毒植物油轻拭皱褶及臀部,每天沐浴 1 次以减少皮肤菌群集聚。每天大便后用温水洗臀部,以免发生红臀。口腔黏膜不宜擦洗,可喂温开水清洗口腔。

(三)保持呼吸道通畅

(1)在新生儿娩出后、开始呼吸前,应迅速清除口、鼻部的黏液、羊水,保持呼吸道通畅,以免引起吸入性肺炎。

(2)经常检查鼻孔是否通畅,清除鼻孔内的分泌物。

(3)一般取右侧卧位,仰卧时需要避免颈部前屈或过度后仰;给予俯卧时应安排专人看护,防止窒息。

(四)保暖

保暖时应注意以下几个方面。

(1)新生儿头部占体表面积的 20.8％,经头颅散热量大,低体温婴儿应戴绒布帽。

(2)体温低或不稳定的婴儿不宜沐浴。

(3)室温较低时,可在暖箱内放置隔热罩,以减少辐射散热。暖箱内有湿化装置,有利于"水生菌"繁殖,应每天换水,并加 1∶10 000 硝酸银 2 mL。

(4)使用热水袋时应注意避免烫伤。

(5)放置母亲胸前保暖时,应注意避免产妇因疲劳熟睡而致新生儿口、鼻堵塞,窒息死亡。

(五)喂养

正常的足月新生儿提倡早哺乳,一般生后半小时即可给予母乳,鼓励按需喂奶,在无法由母亲喂养的情况下则可首先试喂 10％葡萄糖水 10 mL,吸吮及吞咽功能良好者可给配方乳,乳量遵循由少量渐增的原则。人工喂养者的奶具专用并消毒,喂奶速度以乳液能连续滴出为宜。

(六)确保新生儿安全

避免新生儿处于危险的环境,工作人员的指甲要短而钝。

（七）其他措施

提倡母婴同室和母乳喂养。婴儿出生后应尽早（30 分钟内）让其吸吮母亲乳头，进行皮肤接触，促进感情交流，不仅有利于产妇分泌乳汁，而且可促进婴儿的身心发育。向家长介绍喂养（包括添加辅食）、保暖、预防感染、预防接种的相关知识。

第二节 早 产 儿

一、早产儿的特点

（一）外观特点

早产儿是指胎龄＜37 周，出生体重＜2 500 g，身长＜47 cm 的活产新生儿。早产儿头大，头长占身长的 1/3，前囟宽大，头发呈短绒状，耳郭软，耳舟不清楚。皮肤红嫩、水肿发亮，胎毛多，胎脂丰富，皮下脂肪少，指（趾）甲软且不超过指（趾）端。足底纹理少，仅在足底前 1/3 可见，足跟光滑。乳腺结节常较小或不能触及，36 周后可触到直径＜3 mm 的乳腺结节。男婴睾丸未降或未全降，女婴大阴唇不能盖住小阴唇。

（二）呼吸系统

早产儿由于呼吸中枢发育不够成熟，常见呼吸不规则，并可出现暂停现象。如呼吸停止时间超过 20 秒，伴或不伴有心率减慢（＜100 次/分）和出现发绀或肌张力降低等现象时称为呼吸暂停。一般孕周＞36 周呼吸暂停发生较少。早产儿易有宫内窘迫史，加上咳嗽反射弱，不易咳出气管、支气管的黏液，而易产生肺不张或吸入性肺炎。早产儿肺发育不成熟，Ⅱ型肺泡细胞产生肺泡表面活性物质少，肺泡表面张力增加，易患新生儿呼吸窘迫综合征。胎龄越小，新生儿呼吸窘迫综合征的发生率越高、病情越重。产前应用皮质类固醇药物可在一定程度上预防此病。早产儿容易氧中毒且其气道和肺泡易受气压伤，因此早产儿在接受高浓度氧时易引起支气管、肺发育不良与早产儿视网膜病变。

（三）消化系统

早产儿胎龄越小，吸吮力越差，吞咽反射越弱，生活能力越差。早产儿贲门括约肌松弛，胃容量小，较正常儿更易发生溢乳。早产儿消化酶的发育接近成熟儿，但淀粉酶发育不成熟。早产儿对蛋白质需求量较高，脂肪消化能力较成熟儿差,脂溶性维生素吸收不良。由于上述原因,早产儿易发生胃食管反流、胃潴留、腹胀、腹泻。坏死性小肠结肠炎在早产儿中发生率较高。

(四)神经系统

神经系统功能与胎龄关系较大,与体重关系较小,因此神经系统检查可作为胎龄评估的依据。胎龄越小,各种反射越差。如吞咽、吸吮、觅食、对光、眨眼反射均不敏感,拥抱反射不完全,肌张力低下,觉醒程度低、嗜睡。早产儿尤其是体重低于1 500 g,胎龄＜32周的早产儿,脑室管膜下存在着发达的胚胎生发组织,因而易导致脑室周围出血。若有脑室周围脑实质局部缺血性坏死,即可形成脑室周围白质软化。脑室周围出血和脑室周围白质软化临床常无明显症状。

(五)肝脏及造血系统

早产儿生理性黄疸持续时间长而且重,这主要由于早产儿肝脏不成熟,葡萄糖醛酸转换酶不足,胆红素代谢不完全所致。早产儿肝功能不全,肝储存维生素K较少,维生素K依赖因子缺乏,易致出血。由于维生素A、维生素D贮存量较少,易患佝偻病。肝脏合成蛋白质功能不足,血浆蛋白含量低,出生后最初几天可有水肿。肝糖原转变为血糖的功能低,血糖水平较低。出生数天后外周血红细胞数量及血红蛋白含量迅速下降,体重越低,红细胞数量及血红蛋白含量降低越早,大约生后6周时血红蛋白含量降至最低点 70～100 g/L。

(六)体温调节及代谢

早产儿由于体温中枢发育不成熟,不能稳定地维持体温。新陈代谢低,棕色脂肪少,产热量低,而体表面积相对较大,皮肤薄而易渗透,皮下脂肪少,容易散热,故早产儿随环境温度高低变化而体温波动较大,易出现低体温和寒冷损伤。早产儿的中性温度一般在32～36 ℃。代谢方面,早产儿对水的需要量比足月新生儿高,但对水和热量的需要量个体差异较大。水分摄入不足可导致脱水和高钠血症,而水分摄入过多可能增加动脉导管未闭、坏死性小肠结肠炎、支气管发育不良、肺发育不良的发生率。酸碱调节能力差,易发生晚发性代谢性酸中毒。

(七)极低出生体重儿的特点

1.呼吸系统

极低出生体重儿的肺及小支气管发育更加不成熟,功能残气量低,肺顺应性差,通气/血流比值失常,气道阻力高,更易发生新生儿呼吸窘迫综合征、呼吸暂停、高碳酸血症及低氧血症,至新生儿后期,易出现支气管、肺发育不良。

2.消化系统

极低出生体重儿消化功能差,易患坏死性小肠结肠炎,多在喂养后发生。

3.神经系统

极低出生体重儿发育较其他早产儿更不完善,反射及协调功能差。脑室内出血发生率可高达65%,其中1/4甚至一半无明显症状,故对这类早产儿应常规于生后3天内进行头颅CT或B超检查。

4.循环系统

极低出生体重儿的动脉导管持续开放发生率高,常在生后3~5天闻及心脏杂音,且常引起充血性心力衰竭。

5.体温调节

极低出生体重儿对中性环境温度要求较高,通常需35℃甚至更高,汗腺发育不完善,环境温度过高又易发热。

6.代谢

(1)极低出生体重儿的血糖调节功能差,糖摄入过多可致血糖增高,摄入不足可发生低血糖。

(2)极低出生体重儿易发生低钙血症,但一般不出现临床症状。生后3天内可出现高钠血症,与不显性失水增多有关。3天后常发生低钠血症,与肾小管重吸收功能差有关。因肾小管分泌氢离子功能差,肾脏碳酸氢钠阈值偏低,生后10~21天内易出现晚发性代谢性酸中毒。另外,出生时血清蛋白含量亦低,一般为30~45 g/L。

(3)极低出生体重儿的体表面积大,不显性失水量较大,易发生水、电解质平衡紊乱。

7.感染

极低出生体重儿若胎膜早破更易引起肺炎及败血症,临床表现不典型,死亡率高。

二、护理措施

(一)预防感染

(1)严格执行保护性隔离,严禁非专室人员入内,严格控制参观及示教人数,每天用消毒液擦拭室内物品表面,患儿奶具及被服高压消毒,接触患儿前戴口罩、洗手、戴一次性手套、擦消毒啫喱。

(2)注意皮肤保护,床垫柔软平整,每2~3小时更换1次体位,并用U形枕固定,心电监护探头每班更换位置,皮温探头每天更换,使用低敏、柔软、透气的胶布。每2~3小时更换1次尿布,预防红臀。体重>1 500 g,生命体征平稳的患儿每天沐浴;体重<1 500 g,或病情随时发生变化的患儿给予油浴,脐带未脱

落前每天用 75％乙醇涂脐。

（3）严格进行各项无菌技术操作，集中护理，动作轻柔。

（二）维持正常体温

早产儿出生后注意保暖，一切操作均应在保暖的前提下进行，在转运途中使用转运暖箱，全程注意保暖，进入新生儿重症监护室后根据病情放置在辐射暖箱或新生儿培育箱，根据胎龄及体重调节箱温，保持室温在 24～26 ℃，相对湿度为 55％～65％。每天监测体温 4 次，维持体温在 36～37 ℃。

（三）维持呼吸功能

（1）维持适宜体位保持呼吸道通畅，在患儿颈后垫一小棉布卷，每 2～3 小时翻身 1 次，头偏向一侧，注意有无呕吐，防止误吸，及时清理呼吸道分泌物。必要时给予呼吸治疗，用叩垫震颤叩击可帮助排出痰液，缓解呼吸道阻塞。

（2）密切观察患儿有无呼吸暂停，及时给予弹足底、托背等触觉刺激，必要时给予加压给氧，辅助呼吸。

（3）根据血气分析给予低流量氧气吸入、鼻塞式持续气道正压通气、气管插管呼吸机辅助呼吸。注意用氧浓度，避免早产儿视网膜病变的发生。

（四）保证营养及水分供应

提倡早喂养，首选母乳喂养，母乳不够时选用早产儿配方奶，根据患儿孕周及吸吮能力选择经口喂养或鼻饲喂养，严密观察有无腹胀及喂养不耐受情况，遵医嘱持续营养液静脉泵入，严格记录 24 小时液体出入量。

（五）其他措施

（1）减少不必要的声、光、疼痛刺激，给予发育支持护理，如新生儿抚触、非营养性吸吮、鸟巢护理等。

（2）给予全套心电监护，严密观察生命体征变化，及时填写特护记录单。

（3）患儿出院时向家长详细讲解喂养、感染控制等方法。

第三节　新生儿败血症

新生儿败血症是指新生儿期细菌侵入血液循环，并在血液中繁殖和产生毒素所造成的全身性感染，是新生儿时期常见的、严重的感染性疾病，发生率占活产婴儿的 1‰～5‰。临床症状有发热、拒食、精神萎靡或烦躁不安,早产儿和低出生体重儿症状不典型,表现为拒奶、不哭、不动、体温不升、黄疸加重。

一、护理评估

(一)病史

询问患儿有无宫内、产时和产后感染史,如母亲产前有无发热、胎膜早破、产程延长、羊水混浊或发臭;是否为早产;患儿出生时有无复苏抢救史,是否接受过损伤性操作;近期有无皮肤黏膜破损,有无脐炎、脓疱疹等。

(二)临床表现

(1)产前、产时感染一般在出生后 3 天内出现症状,而产后感染一般在出生 3 天后出现症状。

(2)临床表现无特异性,表现为全身中毒症状,可累及多个系统。

体温不稳定,可表现为发热或体温不升。面色苍白或青灰。

神经系统:精神萎靡、嗜睡、反应低下、少哭、少动,重者不哭且不动。并发化脓性脑膜炎时则有激惹、凝视、颈部抵抗、前囟饱满、抽搐等。

消化系统:少吃、不吃、呕吐、腹胀、腹泻、体重不增,严重患儿出现中毒性肠麻痹(腹胀、肠鸣音消失)和坏死性小肠结肠炎(吃奶量减少、胃潴留、腹胀、呕吐、腹泻、血便等)。

呼吸系统:气促、发绀、呼吸暂停。

循环系统:心率加快、脉搏细速、皮肤花纹、四肢末端凉或冷。重者出现毛细血管充盈时间延长、血压下降、酸碱平衡紊乱、出血等循环衰竭表现。

黄疸常加重,持续不退或退而复现,可伴肝大、脾大。

迁徙性病灶:脓毒败血症时可出现局部蜂窝组织炎、脓气胸、骨髓炎、肝脓肿等。

发病前可有脐炎、脓皮病、甲沟炎等。

(三)心理-社会评估

评估家长有无焦虑,以及家长对该病的认识程度、护理新生儿知识和技能的掌握程度、家庭的卫生习惯和居住环境等。

(四)辅助检查

(1)血常规:白细胞总数低于 $5.0 \times 10^9/L$ 或超过 $20 \times 10^9/L$,中性粒细胞比例升高,血小板计数$<100 \times 10^9/L$。

(2)外周血 C 反应蛋白增高>8 mg/L。

（3）外周血中性粒细胞的杆状核细胞所占比例≥0.20。

（4）血培养阳性。

二、护理问题

（一）体温过高

体温过高与细菌及毒素感染有关。

（二）体温过低

体温过低与细菌及毒素感染有关。

（三）黏膜完整性受损

黏膜完整性受损与长期使用抗生素引起鹅口疮,肠道菌群紊乱造成腹泻继而引起红臀有关。

（四）潜在并发症

潜在并发症为化脓性脑膜炎,与新生儿感染、新生儿血-脑屏障功能差有关。

三、护理措施

（1）入院后给予全套心电监护,遵医嘱立即抽取血培养标本,及早明确病原菌。

（2）配合医师行腰椎穿刺,留取脑脊液培养。腰椎穿刺后让患儿去枕平卧6小时,禁食一次。

（3）监测体温变化,发热者给予物理降温,体温不升者置辐射暖台保暖,末梢循环差时给予暖水袋保暖。

（4）供给足够的营养和水分,增强患儿机体抵抗力。提倡母乳喂养,给予鼻饲、经口喂养、静脉补充热量及水分。

（5）注意皮肤及口腔黏膜卫生,病情允许时每天洗澡并更换柔软宽松的衣服,注意皱褶部位及臀部皮肤的清洁保护,给予制霉菌素甘油涂口。

（6）败血症患儿不能实施经外周静脉穿刺中心静脉置管,抗生素输入疗程较长,需计划性选用外周静脉穿刺,抗生素使用时应按时、按量、现配、现用。

（7）密切观察病情变化,出现以下情况立即报告医师,并积极配合抢救。①巩膜、皮肤黄疸加重,尿色深黄,粪便色白,或黄疸减退后又复现。②面色青灰、体温升高、喷射性呕吐、前囟饱满、阵发性尖叫、烦躁不安、眼神凝视、肌张力增高。③呼吸困难加重、烦躁、发绀或呼吸暂停。④发现其他部位新的感染灶,如耳流脓、局部水肿、肢体活动受限等。⑤注意出血倾向,如皮肤黏膜出血点、瘀斑的变化,呕吐物呈咖啡色及便血等。⑥严重败血症可出现中毒性肠麻痹,表现为腹胀、肠鸣音减弱。

（8）加强喂养，保持皮肤清洁，预防感染，减少探访，按时进行预防接种。

第四节　新生儿颅内出血

新生儿颅内出血主要由缺氧、损伤所致，维生素 K 缺乏或其他出血性疾病、脑血管畸形、不适当输入高渗溶液也可引起。临床表现以中枢神经系统的兴奋或抑制症状为主要特征，早产儿多见，病死率高，存活者也常有神经系统后遗症。

一、护理评估

（一）病史

了解患儿有无围生期缺氧或胎位不正、胎儿过大、产程延长导致的胎头过分受压病史，以及使用产钳、胎头吸引、臀牵引、急产等产伤的病史；了解复苏经过；了解患儿胎龄、是否早产；生后有无输入碳酸氢钠、甘露醇、葡萄糖酸钙等高渗液体或机械通气不当等；询问有无使患儿血小板、凝血因子减少的因素，如母亲有出血性疾病病史及母亲孕期曾使用苯巴比妥、利福平、阿司匹林等药物。

（二）临床表现

因出血部位、出血量不同而出现不同的表现。一般生后 1～2 天内出现症状。

1.常见症状与体征

（1）意识改变：激惹、过度兴奋或表情淡漠、嗜睡、昏迷等。

（2）眼征：双眼凝视、斜视、眼球上转困难、眼震颤等。

（3）颅内压增高：脑性尖叫、呕吐、前囟隆起、骨缝增大、惊厥等。

（4）呼吸改变：呼吸增快、减慢、不规则或呼吸暂停等。

（5）肌张力改变：早期增高，以后降低。

（6）瞳孔：不等大，对光反射迟钝。

（7）其他：出现黄疸和贫血貌。

2.不同部位出血的临床特点

（1）硬脑膜下出血：多因机械性损伤大血管引起。多见于有难产史的足月儿。小脑幕上出血表现为激惹、脑性尖叫、两眼凝视及惊厥等兴奋症状。小脑幕下出血因压迫延髓可致呼吸不规则、呼吸暂停和肌张力低下。患儿前囟紧张或膨隆,拥抱反射可减弱或消失。日后可发生慢性硬脑膜下积液。

(2)蛛网膜下腔出血:见于有产伤史的足月儿或有缺氧史的早产儿,以后者较多见。少量出血临床可无症状或仅有激惹、肌张力低下。出血多者常在生后第2天出现惊厥、嗜睡、呼吸暂停、肌张力低下等,大量出血者可迅速死亡。主要后遗症为交通性或阻塞性脑积水。

(3)脑室周围-脑室内出血:多发生于早产儿。轻者可无临床表现,亦可急剧恶化。多数在出生24小时内,少数在2~3天内出现皮质兴奋或抑制症状,如烦躁、尖叫、吐奶、眼球震颤、对光反射消失或瞳孔不等大、肌震颤、抽搐或肌张力降低、嗜睡等。严重者常有呼吸暂停或呼吸不规则、前囟隆起、频繁惊厥或肌张力低下,病情可急剧恶化,亦可缓慢持续进展。

(4)小脑出血:在胎龄<32周或体重<1 500 g的婴儿中发病率高,表现为进行性呼吸困难,频发呼吸暂停、心动过缓、血细胞比容降低,伴脑性尖叫、呕吐、肌张力低下及拥抱反射消失。产伤引起的小脑镰撕裂或窦汇破裂,原发灶多位于小脑蚓部,常见于足月儿。

(5)硬膜外出血:常由高、中位产钳助产引起,表现为脑组织受压及颅内高压的症状及体征,重者可致死亡。

(三)心理-社会评估

该病可能导致神经系统后遗症,家长大多非常紧张、恐惧,应评估家长对该病的了解程度、担忧程度及对该病后遗症康复治疗的了解程度。

(四)辅助检查

(1)CT检查:密度增加。检查最佳时间在出生后1周内。

(2)头颅B超检查:回声增强。

(3)血清磷酸肌酸激酶同工酶(CPK-BB)测定:血清CPK-BB活性升高程度与脑组织损伤严重程度成正比。

(4)脑脊液检查:压力增高,镜下可见皱缩红细胞。在蛛网膜下腔出血时做腰椎穿刺可见到血性脑脊液,但一般不主张做腰椎穿刺,仅限必须与化脓性脑膜炎鉴别时进行。

(5)颅骨透照试验:对诊断硬膜下血肿或脑积水有一定意义。

(6)血常规:出血量大时可有进行性贫血,血红蛋白、血细胞比容降低。

二、护理问题

(一)不能进行有效呼吸

患者不能进行有效呼吸与呼吸中枢受损有关。

(二)窒息

本病有窒息的危险与惊厥、昏迷、应用镇静药有关。

(三)体温异常

体温异常与体温调节中枢受损、营养摄入不足、继发感染有关。

(四)焦虑

家长焦虑与担心预后有关。

三、护理措施

(一)密切观察

密切观察病情变化,降低颅内压。

(1)严密观察病情,注意生命体征、神志、瞳孔变化。仔细观察抽搐的时间、性质等,及时与医师联系;及时清理呼吸道分泌物,保持呼吸道通畅。

(2)保持绝对静卧,抬高头部,减少噪声,护理操作动作轻柔,减少对患儿的移动和刺激,以免加重颅内出血。

(二)合理用氧

(1)根据缺氧程度选择用氧方式。

(2)维持血氧饱和度在85%～95%,避免氧中毒。

(三)维持体温恒定

(1)监测体温。

(2)高热者给予物理降温。

(3)体温过低者给予保暖。

(四)其他措施

(1)耐心讲解病情,缓解家长的不良情绪。

(2)有后遗症者,建议进行康复训练及随访。

第五节 新生儿低血糖

新生儿低血糖是新生儿期常见病,多发生于早产儿、足月小样儿、糖尿病母亲婴儿及新生儿缺氧窒息、硬肿症、败血症等。低血糖持续发作可引起严重的中枢神经损害,出现脑细胞能量代谢障碍,脑细胞肿胀、软化、坏死,出现智力低下、脑瘫等神经系统后遗症。新生儿低血糖的临床表现为反应差或烦躁、喂养困难、哭声异常、肌张力低下、易激惹、惊厥、呼吸暂停等。

一、护理评估

(一)病史

了解患儿胎龄、日龄、体重及 Apgar 评分情况,以及开奶时间、奶量、喂奶间隔时间。询问患儿母亲是否有糖尿病。

(二)临床表现

观察患儿有无嗜睡、淡漠或激惹、颤抖、眼球震颤、肌张力异常、惊厥等神经系统症状,是否有呼吸暂停、面色苍白、哭声异常。了解喂奶情况。

(三)心理-社会评估

评估家长对本病的了解程度和对患儿的关注程度及家庭经济状况。

(四)辅助检查

生化法测定全血血糖低于 2.2 mmol/L。糖代谢障碍性疾病患者的血糖可持续低于正常值。试纸法测血糖简便易行,但因可能存在误差,仅作为筛查及动态监测手段。

二、护理问题

(一)营养失调

营养摄入量低于机体需要量与患儿摄入不足有关。

(二)活动无耐力

活动无耐力与供需失调有关。

三、护理措施

(一)喂养

生后能进食者尽早喂养,早期、多次、足量喂养,首选母乳喂养,如尚无母乳,可给予 10% 葡萄糖口服,吸吮功能差者给予鼻饲喂养,同时给予非营养性吸吮。早产儿或窒息患儿尽快建立静脉通路,保证葡萄糖输入。

(二)监测

静脉泵入葡萄糖,密切监测血糖,根据血糖值及时调整泵入量及泵入速度,并及时记录。

(三)观察

密切观察病情变化,注意患儿神志、哭声、呼吸、肌张力及抽搐情况,有无震颤、多汗、呼吸暂停等,监测体温、心率、脉搏、呼吸及血氧饱和度,及早发现低血糖的早期临床表现。根据患儿缺氧程度,合理给氧,发现呼吸暂停及时给予刺激,恢复呼吸。

(四)记录

每天记录出入量和体重。

(五)注意保暖

加强保暖,保证正常体温,减少能量消耗。新生儿病房室温保持在 24～26 ℃,相对湿度保持在 50%～60%,保证空气流通和新鲜,保证患儿体温维持在 36～37 ℃。

(六)控制感染

严格执行新生儿重症监护室的消毒隔离制度。

(七)其他措施

向患儿家长介绍本病的相关知识,取得患儿家长的理解。

第六节　先天性巨结肠

先天性巨结肠是一种较为多见的肠道发育畸形,主要是因结肠的肌层、黏膜下层神经丛内神经节细胞缺如,引起该肠段平滑肌持续收缩,呈痉挛状态,形成功能性肠梗阻;而近端正常肠段因粪便滞积,剧烈蠕动而逐渐代偿性扩张、肥厚,形成巨大的扩张段。

一、护理评估

(一)病史

了解患儿出现便秘、腹胀的时间和进展情况,以及家长对患儿排便异常的应对措施。评估患儿生长发育有无落后,询问家族中有无类似疾病发生。

(二)临床表现

(1)新生儿首次排胎粪时间延迟,一般于生后48~72小时才开始排便,或需扩肛、开塞露通便后才能排便。

(2)顽固性便秘:大便几天一次,甚至每次都需开塞露塞肛或灌肠后才能排便。

(3)呕吐、腹胀:由于是低位性、不全性、功能性肠梗阻,故呕吐、腹胀出现较迟,腹部逐渐膨隆呈蛙腹状,一般为中度腹胀,可见肠型,肠鸣音亢进,儿童巨结肠左下腹有时可触及粪石块。

(4)全身营养状况:病程长者可见消瘦、贫血貌。

(5)直肠指检:直肠壶腹部有空虚感,在新生儿期,拔出手指后有爆发性肛门排气、排便。

(三)心理-社会评估

评估较大患儿是否有自卑心理、有无因住院和手术而感到恐惧,了解家长对疾病的认识程度和家庭的经济支持能力,了解家长对患儿的关爱程度和对手术效果的认知水平。

(四)辅助检查

(1)钡剂灌肠造影:显示狭窄的直肠、乙状结肠、扩张的近端结肠。

(2)腹部X线立位平片:结肠低位肠梗阻征象,近端结肠扩张。

(3)直肠黏膜活检:切取一小块直肠黏膜及肌层活检,先天性巨结肠者神经节细胞缺如,异常增生的胆碱能神经纤维增多、增粗。

(4)肛管直肠测压法或下消化道动力测定:当直肠壶腹内括约肌处受压后,正常小儿和功能性便秘小儿的直肠壶腹内括约肌会立即出现松弛反应;巨结肠患儿未见松弛反应,甚至可见压力增高。但对两周内的新生儿,此法可出现假阴性结果。

二、护理问题

(一)舒适的改变

舒适的改变与腹胀、便秘有关。

(二)营养失调

低于机体营养需要量与食欲缺乏、肠道吸收功能障碍有关。

(三)感染

本病有感染的危险与手术切口、机体抵抗力下降有关。

（四）体液不足

体液不足与术中失血、失液、禁食、胃肠减压有关。

（五）其他问题

巨结肠危象。

三、护理措施

（一）术前准备

（1）术前评估腹胀情况及伴随症状，根据病情采取回流灌肠或肛管排气等方法缓解腹胀，观察营养改善情况，指导进少渣、高营养食物。注意严格执行回流灌肠护理常规，有效预防灌肠并发症。注意观察有无小肠结肠炎表现及感染中毒性休克，并做相应处理。

（2）完善相关检查，监测体温，预防呼吸道感染，指导术前禁食、禁饮时间及注意事项。

（二）麻醉苏醒期护理

（1）体位：去枕平卧，头偏向一侧，肩下垫软枕，保持呼吸道通畅。

（2）备吸痰器于床旁，及时清理呼吸道分泌物，给氧，心电监护监测生命体征至平稳。

（三）管道护理

（1）保持导尿管引流通畅，防止扭曲、受压、脱落；每天更换尿袋，并用无菌生理盐水冲洗膀胱 1～2 次/天，且尿袋位置低于耻骨联合；观察体温及尿液的颜色、性质和量，并做好记录；如出现泌尿系统感染的临床表现应立即报告医师。拔除导尿管后应观察排尿情况，如排尿困难，根据情况进行相应处理。

（2）保持胃管引流通畅，每班检查标记，观察胃管有无脱出、阻塞，每班用生理盐水或温开水冲洗胃管 1 次，观察引流物的颜色、性质和量，并做好记录；口腔护理 1 次/天。观察腹部体征，肛门有无排气、排便，如发现腹痛、腹胀、呕吐、便秘、高热等肠梗阻或吻合口瘘表现时要立即通知医师并配合处理。

（四）肛门护理

（1）观察肛门处有无渗血，保持肛周皮肤清洁、干燥，排便后用 1/1 000 苯扎溴铵清洗肛门。

（2）用氧气吹肛门 4～6 次/天，每次 15 分钟左右；肛周皮肤红肿者，可涂紫草油。

（3）有结肠夹者，应向家长讲解结肠夹过早脱落将造成的危害，并嘱其稳妥固定,臀部下垫小软垫,使结肠夹悬空,避免接触床面引起肠穿孔。如过早脱落,患儿有腹膜炎表现,应立即通知医师。

(五)饮食指导

腹部不胀,拔除胃管排便后,遵医嘱开始进水→流质食物→软食→普通饮食;并观察进食后有无腹胀、呕吐、腹痛等情况。

(六)其他措施

指导术后2周开始扩肛,坚持6个月,门诊定期随访。

第七节 营养缺乏

一、维生素D缺乏性佝偻病

维生素D缺乏性佝偻病简称佝偻病,是由于体内维生素D不足而使钙、磷代谢失常,钙盐不能正常沉积于骨骼的生长部分,造成以骨骼病变为特征的一种慢性营养缺乏性疾病。主要见于婴幼儿,其发病的主要原因是日光照射不足、维生素D摄入不足、食物中钙磷比例不当、生长过快、对维生素D需要量增多、疾病影响。我国患本病者北方多于南方。

(一)护理评估

1.病史

注意询问患儿每天户外活动的时间长短、饮食情况、生长发育的速度,有无肝、肾及胃肠疾病。母亲怀孕晚期有无严重缺乏维生素D的情况,小儿开始补充维生素D的时间和量。

2.临床表现

本病常见于3个月至2岁的小儿,临床上将其分为3期,即活动期(初期、激期)、恢复期和后遗症期。

(1)活动期:初期多于出生后3个月左右开始起病,主要表现为易激惹、烦躁、不安、易惊、夜啼、多汗等非特异性症状,骨骼改变轻。激期除上述非特异的神经精神症状外,骨骼改变加重,出现颅骨软化、方颅、前囟增宽、出牙延迟、牙釉质缺乏、手镯、足镯、肋骨串珠、鸡胸或漏斗胸、肋膈沟。常久坐者有脊柱后突或侧突畸形。下肢可见膝内翻或膝外翻。肌肉发育不良、肌张力低下、韧带松弛,故坐、立、行等运动功能落后。条件反射形成缓慢,表情淡漠,免疫功能低下,常伴感染。

(2)恢复期:临床症状减轻或消失。

(3)后遗症期:多见于3岁以后,仅留下不同程度的骨骼畸形。

3.心理-社会评估

评估家长对疾病的了解程度和对患儿的关注程度。

4.辅助检查

了解血钙、血磷及钙磷乘积,碱性磷酸酶是否增多,X线检查长骨有无异常等。

(1)活动期:血钙正常或稍低,血磷降低,钙磷乘积常低于30,碱性磷酸酶增高。X线检查可见长骨骺端膨大,临时钙化带模糊或消失,有杯口状改变。骨骺软骨明显增宽,骨质疏松。

(2)恢复期:血钙、血磷、碱性磷酸酶水平恢复正常,X线检查可见骨骼异常明显改善。

(3)后遗症期:血生化及X线检查正常。

(二)护理问题

1.营养失调

营养失调与患儿户外活动过少、日光照射不足和维生素D摄入不足有关。

2.潜在并发症

骨骼畸形、药物不良反应。

3.感染

本病有感染的危险与患儿免疫功能低下有关。

4.知识缺乏

家长缺乏对佝偻病的预防及护理知识。

(三)护理措施

1.增加内源性维生素D

指导家长带小儿定期进行户外活动,直接接受阳光照射。一般来说户外活动越早越好,初生儿可在满1～2个月后开始,时间由少到多,从数分钟增加至1小时,以上午9～10点、下午3～4点为宜,避免阳光直射。

2.增加外源性维生素D

提倡母乳喂养,指导按时添加辅食,帮助家长选择含维生素D丰富的婴儿食品。活动期供给维生素D制剂,使每天维生素D的摄入量能满足患儿需要。口服法:每天给维生素 D 0.5 万～2.0 万单位,连服 1 个月后改预防量,直至 2 岁。突击治疗常用于重症或合并肺炎、腹泻、急性传染病者,维生素 D_3 10 万～30 万单位,注射 1 次,同时给予钙剂,1 个月后复查。痊愈后改预防量口服,直至 2 岁。

3.活动性佝偻患儿

活动性佝偻患儿在治疗期间应限制其立、坐、走等,以免加重脊柱弯曲、膝内翻、膝外翻畸形。

护理操作时动作应轻柔,换尿布需拉抬小儿双腿时要轻而慢,以免发生骨折。

4.预防感染

重度佝偻病患儿免疫功能低下,胸廓畸形导致肺扩张不良,故易患呼吸道感染性疾病,应避免使患感染性疾病的患儿与其他患儿处同一病室,防止交叉感染。

5.其他措施

(1)对患儿父母进行佝偻病护理知识教育,讲述佝偻病病因、护理及预防方法。

(2)指导家长加强对患儿的体格锻炼,对骨骼畸形可采用主动和被动运动的方法进行矫正。

(3)3 岁后的佝偻病骨畸形者,应予矫形疗法。如遗留胸廓畸形,可做俯卧位抬头展胸运动;下肢畸形可施行肌肉按摩,膝内翻按摩外侧肌,膝外翻按摩内侧肌,以增加肌张力,矫正畸形。

(4)遗留严重骨骼畸形者,可于 4 岁后行外科手术矫治,此时应督促家长正确使用矫形器具。

二、维生素 D 缺乏性手足搐搦症

维生素 D 缺乏性手足搐搦症又称佝偻性手足搐搦症或佝偻性低钙惊厥。因缺乏维生素 D,甲状旁腺调节反应迟钝,骨钙不能及时游离入血,致使血钙降低,当总血钙<1.75 mmol/L(7 mg/dL)或离子钙<1.0 mmol/L 时,可导致神经肌肉兴奋性增高,出现全身惊厥、喉痉挛或手足搐搦等症状。该病多见于婴幼儿期。

(一)护理评估

1.病史

同佝偻病。

2.临床表现

典型的临床表现为惊厥、手足搐搦、喉痉挛发作,常伴有烦躁、不安、易惊、夜啼、多汗等症状,常不伴发热。

(1)惊厥:多见于婴儿。表现为突然四肢抽动,两眼上翻,面肌抽动,短暂意识丧失,大小便失禁,发作时间持续数秒至数分钟,发作可数天1次或1天数次。发作停止后意识恢复,但精神萎靡而入睡,醒后精神正常。

(2)喉痉挛:多见于婴儿。声门及喉部肌肉痉挛,表现为吸气性呼吸困难,可出现喉鸣,哭闹时加剧,严重者可窒息。

(3)手足搐搦:手足搐搦多见于>2岁的小儿。表现为腕部屈曲、手指伸直、拇指贴近掌心。足痉挛时,踝关节伸直、足趾弯曲向下,似"芭蕾舞"足。

3.心理-社会评估

评估家长对疾病的了解程度、恐惧心理和对患儿的关注程度。

4.辅助检查

血钙降低而血磷正常或升高。

(二)护理问题

1.神经肌肉兴奋性增高

神经肌肉兴奋性增高与血钙降低有关。

2.窒息

本病有窒息的危险与喉痉挛有关。

3.受伤

本病有受伤的危险与惊厥、静脉注射钙剂外漏有关。

(三)护理措施

1.控制惊厥、喉痉挛发作

遵医嘱首先给予苯巴比妥钠,每次5～7 mg/kg肌内注射,或10%水合氯醛每次40～50 mg/kg保留灌肠,或地西泮0.1～0.3 mg/kg肌内注射或静脉注射。同时应用10%葡萄糖酸钙5～10 mL稀释后静脉推注或滴注。惊厥、喉痉挛发作控制后,可给10%氯化钙或10%葡萄糖酸钙口服。

2.防止窒息

惊厥和喉痉挛是维生素D缺乏性手足搐搦症患儿发生窒息的危险因素。对有惊厥和喉痉挛发作的患儿应置于监护病房,密切观察,做好气管插管或气管切开的准备。一旦发现症状及时抢救。患儿头偏向一侧,保持呼吸道通畅,避免窒息。喉痉挛一旦发生应立即将患儿舌头拉出口外,进行人工呼吸,给氧,必要时行气管插管或气管切开。

3.避免组织损伤

(1)惊厥发生时为防止舌咬伤,可在上下磨牙之间放置用纱布包裹的压舌板或牙垫,但应避免强行塞入,同时可在腋下放置一块纱布以防皮肤擦伤。

(2)静脉注射钙剂时应先用生理盐水针筒穿刺,穿刺成功后再接钙剂针筒,推注钙剂的浓度不能过高、速度不能过快,以防发生心搏骤停。推注时密切观察局部有无红肿,随时回抽血液,避免药液外漏引起组织坏死。一旦渗漏,立即用0.25%普鲁卡因局部封闭或20%硫酸镁湿敷。

4.其他措施

(1)给家长讲解本病的病因、惊厥及喉痉挛发作的护理知识和本病的预防知识。

(2)告诉家长在患儿惊厥发作时保持冷静,勿大哭大叫,勿摇晃及搬动患儿,应让患儿平卧,松开衣领,头偏向一侧,保持呼吸道通畅,并及时呼叫医护人员。

三、锌缺乏症

锌缺乏症是由于各种原因引起体内必需微量元素锌缺乏所致的疾病。近年来经调查发现,锌缺乏症在某些地区小儿中发病率有增高的趋势。锌为人体必需微量元素之一,在体内参与 90 多种酶的合成,与 200 多种酶活性有关,在核酸与蛋白质代谢中发挥着重要作用。锌缺乏症主要表现为食欲下降、生长发育迟缓、免疫功能低下、性成熟延迟等。造成锌缺乏的主要原因:摄入不足、需要量增加、机体吸收障碍、机体丢失增多。

(一)护理评估

1.病史

注意询问患儿的出生史,在喂养患儿的过程中有无缺乏动物性食物。年长儿有无偏食、挑食等不良饮食习惯,有无慢性腹泻、多汗、反复失血等疾病史。

2.临床表现

患儿常有食欲减退、味觉异常、异食癖、毛发易脱落、怠倦、精神抑郁、暗适应能力降低。锌缺乏可影响核酸及蛋白质的合成,使脑垂体生长激素分泌减少,引起发育停滞,骨骼发育障碍,第二性征发育不全,致使患儿身材矮小。锌缺乏时,患儿肠腺、脾萎缩,免疫功能降低,易发生各种感染,尤其是呼吸道感染。此外,患儿伤口愈合延迟,常出现口腔溃疡。少数患儿有抗维生素 A 夜盲症。

3.心理-社会评估

评估家长对喂养知识及本病预后的了解程度,家长有无焦虑心理。有条件时还应了解患儿居住地是否为锌缺乏地区。

4.辅助检查

血清锌＜11.47 μmol/L(75 μg/dL)提示锌缺乏。毛发锌含量的测定干扰因素多，结果波动大，仅作为过去体内锌营养状况的参考，一般不作为个体锌缺乏的诊断依据。

(二)护理问题

1.营养失调

低于机体营养需要量与锌摄入不足或疾病影响有关。

2.感染

本病有感染的危险与免疫力低下有关。

3.知识缺乏

家长缺乏喂养知识，不了解本病。

(三)护理措施

1.饮食护理

鼓励患儿多进食含锌丰富的食物，如鱼、肝脏、肉类、蛋黄、牡蛎、花生、豆类、面筋等，在缺锌地区可在患儿生长发育迅速时期给予锌强化乳制品。

2.按医嘱补锌剂

补给量每天按元素锌计算，为 0.5～1.0 mg/kg(相当于葡萄糖酸锌 3.5～7.0 mg/kg)，常用葡萄糖酸锌，也可用硫酸锌、醋酸锌等，疗程一般为 2～3 个月，注意勿长期过量使用。

3.其他措施

(1)介绍喂养知识，提倡母乳喂养，尤其是初乳不要随意丢弃。合理添加辅食，注意培养小儿良好的饮食习惯，为小儿提供平衡饮食，多吃富含锌的食品。

(2)介绍锌剂服用的剂量，防止过量使用引起中毒症状，如恶心、呕吐、腹泻、腹痛等消化道症状，脱水、电解质紊乱、急性肾功能衰竭等表现。

第八节　川　崎　病

川崎病又称皮肤黏膜淋巴结综合征，是一种以全身性血管炎为主要病理改变的急性发热、出疹性疾病。严重并发症为冠状动脉炎甚至冠状动脉瘤。发病年龄主要见于 10 岁以下小儿。

一、护理评估

(一)病史

了解患儿发热的时间,询问近期有无与麻疹、猩红热等患儿的接触史,有无服药及疗效如何。

(二)临床表现

测量生命体征,尤其注意体温变化,检查有无皮疹、双眼结膜充血、口唇干燥、颈部淋巴结肿大,手足硬性水肿等。心脏听诊注意有无心脏受累的表现。常见临床表现如下。

1.发热

发热最早出现;持续性,1～2 周或更久(2 周至 1 个月);稽留热或弛张热;抗生素治疗无效。

2.皮肤黏膜表现

(1)皮疹:多形性、向心性,常见的有全身荨麻疹样皮疹、深红麻疹样斑丘疹、猩红热样皮疹,无水肿或结痂,1 周左右消退。

(2)肢端变化:在急性发热早期手足皮肤广泛硬性水肿,指(趾)呈梭形肿胀,并有疼痛和关节强直,继之手掌、脚底出现弥漫性红斑,体温渐降时手足硬性水肿及皮疹亦随之消退,同时出现膜样脱屑,即在指(趾)端和甲床交界处沿甲床呈膜状或薄片脱皮。

(3)黏膜:双眼球结膜充血,无脓性分泌物或流泪,口腔咽部黏膜呈弥漫性充血,唇红干燥、皲裂、出血或结痂,杨梅舌。

3.淋巴结肿大

淋巴结肿大于发热 3 天内出现,常位于前颈部单侧。一过性,不化脓,不发热,质硬。

4.其他症状

本病可出现心脏损害,发生心肌炎、心包炎和心内膜炎;偶见关节疼痛和肿胀、无菌性脑脊髓膜炎和肺部感染,接种卡介苗处再现红斑或结痂,恢复期指甲可见横沟纹。

(三)并发症

(1)冠状动脉病变是本病致死的主要原因。

（2）胆囊积液。

（3）关节炎或关节疼痛。

（4）神经系统改变。

（四）辅助检查

了解外周血的血沉、C反应蛋白等变化,通过超声心动图观察有无冠状动脉扩张及扩张程度。

（1）血常规检查:白细胞总数高,以中性粒细胞为主。C反应蛋白增高,血沉增快。血小板计数早期正常,以后显著增高。

（2）心脏B超检查:冠状动脉扩张,以第2～3周检出率最高。

二、护理问题

（一）体温过高

体温过高与全身性血管炎性反应有关。

（二）皮肤黏膜完整性受损

皮肤黏膜完整性受损与血管炎性改变有关。

（三）焦虑

焦虑与患儿和家长缺乏疾病相关的知识有关。

（四）其他问题

本病可能发生冠状动脉炎。

三、护理措施

（一）发热的护理

1.评估高热的程度

（1）低热:体温在37.5～37.9 ℃。

（2）中等热:体温在38～39 ℃。

（3）高热:体温在39.1～40.9 ℃。

（4）超高热:体温在41 ℃以上。

2.环境

保持室温在20～22 ℃、相对湿度为50％～60％,保持病室空气流通、新鲜,冬天每天开窗通风3～4次。

3.休息

高热时卧床休息,限制其活动量。

4.观察病情

每 4 小时测体温、脉搏、呼吸 1 次,并注意观察热型及伴随症状;高热者遵医嘱给予物理降温或药物降温,半小时后复测体温,观察体温下降的情况并做好记录。

5.补液

保证足够的液体摄入,按体温每升高 1 ℃、每天增加液体量 10 mL/kg 计算,鼓励患儿多饮水或静脉补液。

6.饮食

给予高热量、易消化、清淡的流质食物或半流质食物。

7.身体清洁

退热期出汗较多应及时更换衣服,保持衣服和床褥清洁、干燥。

(二)皮肤黏膜的护理

(1)评价皮肤黏膜受损的程度,观察患儿口、唇皲裂及皮肤脱屑的情况,并予以积极处理。①皮肤皲裂者涂消毒石蜡。②口腔黏膜溃疡处可涂碘甘油消炎止痛。③指导患儿及家属当患儿指(趾)末端脱屑时应让其自然脱落,不要用手去撕拉脱屑,以免出血。

(2)保持患儿安静,避免哭吵,以免加重皲裂。

(3)修剪患儿指甲,并告之患儿勿搔抓皮肤。

(4)给予少渣、易吞咽的食物,禁生冷、辛辣、质硬的食物,以减少对口腔黏膜的刺激或因增加咀嚼的难度致面部皲裂处出血。

(5)衣服应柔软,以减少对皮肤的摩擦。

(6)及时更换床单,保持床单清洁、干燥、平整、无渣屑,减少对皲裂处皮肤的损伤。

(7)对口腔黏膜有损害者应做好口腔护理,每天用朵贝氏液清洁 2 次,保持口腔清洁,嘱餐后、睡前漱口。

(8)每天用硼酸棉球擦洗双眼,必要时用眼膏,并嘱咐勿用手揉眼。

(三)心血管系统的护理

(1)急性期应绝对卧床休息,以预防并发症。

(2)密切观察患儿的血压、脉搏、呼吸、面色、神志等变化。

(3)避免对患儿的突然刺激或不良刺激,如恐吓等。

(4)病程 10 天以内给予大剂量丙种球蛋白静脉注射,可明显减少冠状动脉病变的发生。

(5)注意心血管的变化,有无心动过速、心律不齐、心音异常,有无心脏杂音及心电图异常等,如有异常应及时报告医师并进行心电监护。

(6)根据心血管的损害程度采取相应的护理措施,使用保护心血管的药物。

(7)注意观察患儿的病情变化,定期追踪心电图及超声心动图。

(四)心理护理

(1)向家属解释疾病的治疗方案、护理注意事项及疾病的自然发展过程,使之能得到有关知识,减轻心理压力及焦躁情绪。

(2)理解家属对患儿的心血管疾病及可能猝死而产生的不安心理,并予以安慰。

(3)护理人员应为患儿安排好床上的娱乐方法,多给患儿精神安慰,以减少其精神刺激与不安。

(4)指导及配合家属参与患儿的饮食喂养、皮肤护理及其他生活护理。

第九节 手足口病

手足口病是由多种肠道病毒引起的传染病,以萨科奇病毒 A16 型和肠道病毒 EV71 型最常见,多发生于 5 岁以下儿童。临床上以发热和手、足、口、臀部的皮疹或疱疹为主要特征。患者、隐性感染者和无症状带毒者为该病流行的主要传染源。传播途径主要是经呼吸道传播,也可经口传播。

一、护理评估

(一)病史

询问患儿的发病时间,近期生活接触史,家庭居住环境、生活习惯,家庭及周围人群有无类似的疾病等。

(二)临床表现

测量生命体征,询问患儿有无咳嗽、流涕、食欲缺乏、恶心、呕吐、头疼、抽搐、肢体抖动等症状,查看患儿口腔黏膜、手足有无疱疹,检查末梢循环、肌张力、精神、意识等情况。常见临床特点如下。

1.潜伏期

潜伏期 3~7 天。

2.发热

发热常为首发症状,可持续 4～5 天。部分患儿可伴有咳嗽、流涕、食欲缺乏、恶心、呕吐、头疼等症状。

3.皮疹

病后不久在患儿口腔黏膜出现散在疱疹,分布在舌、牙龈、颊部等处,造成患儿口腔疼痛,流口水,拒绝进食。手足远端部位如手指、手掌、足趾出现斑丘疹和疱疹。疱疹呈圆形、椭圆形,直径 2～4 mm,如米粒大小,周围有炎性红晕,疱内液体较少。水疱和皮疹通常会在 1 周内消退。

4.重症病例

除上述典型表现外还伴有肌阵挛、急性弛缓性麻痹、抽搐、昏迷及循环衰竭、肺水肿等。流行地区的婴幼儿可没有典型表现。重症病例早期可表现为持续高热不退,末梢循环不良,呼吸、心率明显增快,精神差,呕吐,抽搐,肢体抖动或无力等。

(三)心理和社会

家长及患儿对疾病的认知水平,有无焦虑、恐惧情绪,有无因患病而受到指责和排斥等。

(四)辅助检查

血常规检查白细胞计数正常,重症病例可明显升高;病原学检查可分离到肠道病毒;血清学检查特异性 IgM 抗体阳性。

二、护理问题

(一)体温过高

体温过高与病毒感染有关。

(二)舒适改变

舒适改变与口腔、手足疱疹有关。

(三)传播感染

本病有传播感染的危险与病毒传播力强有关。

(四)其他问题

脑水肿、循环衰竭、肺水肿等。

三、护理措施

(一)切断传播途径

(1)与其他患儿分病室收治,做好接触隔离和呼吸道隔离,轻症至少 2 周,重症患儿不少于 3 周。

（2）病室做好消毒工作，可用含氯制剂或其他消毒剂擦拭家具，喷洒地面，注意通风换气。患儿用过的玩具、餐具或其他用品可用含氯的消毒液浸泡及煮沸消毒，不宜浸泡或煮沸的物品可在日光下暴晒。

（3）患儿呼吸道分泌物、粪便应经过消毒处理，可用含氯消毒剂消毒 2 小时后倾倒。

（4）诊疗、护理患儿过程中使用的非一次性仪器、物品等要擦拭消毒。

（二）居室与休息

居室应保持空气新鲜，阳光充足。急性期应卧床休息。体温恢复正常，红疹及所有水疱消退后再休息 1 周。

（三）饮食

给予清淡、易消化、高热量、高维生素的流质食物或半流质食物。禁食冰冷、辛辣、咸等刺激性食物。

（四）发热护理

鼓励多饮水，减少衣着，保持皮肤清洁、干燥。体温＞39 ℃时采取降温措施，以免体温过高发生高热惊厥。

（五）口腔护理

保持口腔清洁，餐后用温水或生理盐水漱口。不会漱口的可用生理盐水棉棒清洁口腔。口腔糜烂处可涂鱼肝油。

（六）皮疹护理

衣服和被褥保持清洁、干燥、平整，衣服应宽松、柔软，剪短指甲，防止抓破皮疹。臀部有皮疹的婴儿，应随时清理患儿的大小便，保持臀部清洁、干燥。手足部皮疹初期可涂炉甘石洗剂。疱疹破溃时可涂聚维酮碘，如有感染应使用抗生素软膏。

（七）病情观察

严密观察病情进展。持续高热不退，末梢循环不良，呼吸、心率明显增快，精神差、呕吐、抽搐、肢体抖动或无力等为重症病例的早期表现，应及早与医师联系，以便及时处理。

（八）心理护理

由于疾病的传染性影响患儿的活动，可造成其心理上的压力，所以应注意做好解释和安慰工作，尽可能满足患儿的活动需求。家长可因担心患儿疾病的转归而产生焦虑情绪，应注意做好解释工作。

(九)其他措施

(1)让患儿及家长了解手足口病的传染源、传播途径及隔离的意义。

(2)让家长了解一般护理应注意的事项,如饮食护理、皮疹护理等。

(3)帮助家长掌握预防手足口病的方法,如患儿的隔离、居室的消毒、分泌物的消毒等。

(4)照护人员应注意用流动水勤洗手,在接触患儿前后、处理患儿粪便后都要洗手。

第七章

妇产科护理

第一节 妊娠剧吐

妊娠剧吐指妊娠妇女在妊娠早期至妊娠 16 周,出现频繁恶心、呕吐,不能进食,体重较妊娠前减轻≥5%,出现水、电解质失衡及新陈代谢障碍,排除其他疾病引发的呕吐,需住院输液治疗者。发生率为 0.5%～2.0%。

一、病因

病因尚未明确。临床上早孕反应出现与消失的时间和孕妇血人绒毛膜促性腺激素(human chorionic gonadotropin,HCG)值上升与下降的时间一致。此外,葡萄胎、多胎妊娠孕妇血 HCG 值明显高于其他孕妇,剧烈呕吐发生率也高,提示妊娠剧吐可能与血 HCG 水平升高密切相关,但实际上症状的轻重与血 HCG 水平不一定呈正相关。雌激素水平也与妊娠剧吐密切相关,妊娠引起的恶心和呕吐随雌二醇水平的增减而增减,服用雌激素的妇女比未服用者更易出现恶心和呕吐证明了这种症状对雌激素的易感性。此外,精神过度紧张、焦急、忧虑,以及生活环境和经济状况较差的孕妇易发生妊娠剧吐,提示妊娠剧吐可能与精神、社会因素有关。妊娠剧吐也可能与幽门螺杆菌感染有关。

二、临床表现

(一)恶心、呕吐

恶心、呕吐多见于初产妇,停经 5 周左右出现早孕反应,逐渐加重直至频繁呕吐不能进食,呕吐物中有胆汁或咖啡样物质。

(二)水、电解质紊乱

严重呕吐和不能进食导致失水和电解质紊乱,体重减轻,神疲乏力,面色苍白,皮肤干燥,口唇干裂,脉搏细数,尿量减少,低钾血症。

(三)代谢性酸中毒

机体代谢时动用体内脂肪,其中间产物丙酮聚积,出现饥饿性酸中毒,也可出现碱中毒。

(四)脏器功能损伤

严重时血压下降,引起肾前性急性肾功能衰竭,也可引起肝功能衰竭,甚至死亡。

妊娠剧吐可致维生素 B_1 缺乏,导致 Wernicke-Korsakkoff 综合征,主要表现为中枢神经系统症状,如眼球震颤、视力障碍、共济失调、意识障碍,急性期言语增多,以后逐渐精神迟钝、嗜睡,个别可发生木僵或昏迷。若不及时治疗,死亡率可达 50%。

呕吐剧烈还可致维生素 K 缺乏,常伴有血浆蛋白及纤维蛋白原减少,可致凝血功能障碍,出血倾向增加,发生鼻出血、骨膜下出血,甚至视网膜出血。

三、治疗

妊娠后可服用多种维生素以减轻妊娠引起的恶心、呕吐。对情绪不稳定的孕妇,及时给予心理治疗,解除其思想顾虑。排除其他疾病引起的呕吐,根据尿酮体情况了解疾病严重程度,决定治疗方案。

妊娠剧吐患者应住院治疗,禁食,监测失水量及电解质紊乱情况,酌情补充水分和电解质,每天补液量不少于 3 000 mL,使尿量维持在 1 000 mL 以上。输液时应加入氯化钾、维生素 C 等,并给予维生素 B_1 肌内注射。

首选维生素 B_6 或维生素 B_6-多西拉敏复合制剂止吐,碳酸氢钠或乳酸钠纠正代谢性酸中毒。出现营养不良时,静脉补充必需氨基酸、脂肪乳。一般经上述治疗 2～3 天后,病情多可好转。病情严重者,体重减轻＞10%,完全不能进食,可选择鼻饲或中心静脉全胃肠外营养。经过治疗呕吐停止后,孕妇可尝试进食少量流质食物,并逐步增加进食量,同时调整补液量。

经治疗后多数患者病情好转可继续妊娠,出现以下情况会危及孕妇生命,需终止妊娠:①体温升高,持续＞38 ℃;②心动过速(≥120 次/分);③持续黄疸;④持续蛋白尿;⑤伴发 Wernicke-Korsakkoff 综合征。

四、护理

(一)一般护理

执行妇科入院护理常规。

(二)病情观察

观察患者的生命体征、全身营养状况及病情变化。严密观察病情变化,若发现孕妇呕吐物为胆汁、血性或咖啡色样,应通知医师。根据医嘱每天监测生命体征 2～3 次,每天观察孕妇的精神状态、皮肤弹性、巩膜颜色、尿量(每天尿量应在 1 000 mL 以上),准确记录液体出入量,发现异常及时通知医师。通过 B 超检查了解胎儿的发育情况。

(三)心理护理

反复发生孕吐的孕妇,会产生压力及焦虑情绪,应关注其心理状态,关心、体贴孕妇,避免其情绪激动。使其了解妊娠呕吐是一种常见的生理现象,经过治疗和护理是可以缓解的,消除其不必要的思想顾虑,帮助其树立妊娠的信心,提高心理舒适度。

(四)生活护理

保持室内整洁、安静,避免异味、异物刺激,每天通风 2 次,每次 30 分钟。保证充足的休息与睡眠(7～8 h/d),待病情稳定后鼓励孕妇下床活动,以促进胃肠蠕动,增加食欲。注意口腔卫生,除早晚刷牙外要经常漱口。

(五)饮食护理

呕吐剧烈时遵医嘱先禁食 2～3 天,给予补液治疗,每天 2 000～3 000 mL,待病情好转后进少量流质食物,给予清淡、易消化、营养丰富的食物,少食多餐。

(六)并发症的观察及处理

(1)呕吐严重、进食困难者应住院治疗,防止肝、肾功能的损害。按医嘱进行尿酮体及生化检查,及时纠正脱水、酸中毒及低钾血症等。

(2)频繁呕吐导致维生素 K 摄入不足,有时伴有纤维蛋白原及血浆蛋白减少,孕妇可有出血倾向,可以发生鼻出血等。

(3)如经治疗,仍持续呕吐,体温超过 38 ℃,黄疸加重,谵妄、昏睡,出现视网膜出血、多发性神经炎者,应考虑终止妊娠。

(4)Wernicke-Korsakkoff 综合征为严重呕吐引起维生素 B_1 严重缺乏所致,一般在妊娠剧吐持续 3 周后发病。约 10% 的妊娠剧吐患者并发该病,主要特征为眼肌麻痹、躯干共济失调和遗忘性精神症状。治疗后病死率仍为 10%,未治疗者的病死率高达 50%。

（七）健康指导

（1）保持心情舒畅，有充分的休息和睡眠时间，进餐前有良好的口腔卫生。

（2）饮食宜清淡、易消化，少食多餐，禁食过甜、油炸及味道过浓的食物。

（3）指导孕妇起床前吃一些干食物（饼干），可吃一些咸的食物，或尝试一些冷饮，如酸奶、清凉果汁等。

（4）指导孕妇自测脉搏，如活动后脉搏＞100 次/分，应停止活动立即休息，活动后如有头晕，应立即蹲下或坐下，以防摔伤。

第二节　脐带脱垂

脐带是胎儿与母体进行气体交换和物质代谢的重要通道。当胎膜未破时，脐带位于胎先露部前方称为脐带先露。当脐带下降位于胎儿先露部一侧，但没有超过先露部，称为隐性脐带脱垂，此时胎膜可以完整，也可以破裂。当胎膜破裂，脐带脱出于宫颈外口，降至阴道甚至外阴部时称为脐带脱垂或显性脐带脱垂。脐带脱垂是分娩期并发症之一，发生率为 0.1%～0.6%。脐带受压、血流受阻时，可导致胎儿窘迫，甚至威胁生命。经产妇、胎膜未破、宫缩良好者，取头低臀高位，密切观察胎心率，等待胎头衔接，宫口逐渐扩张，胎心良好，胎儿存活者，应争取尽快娩出胎儿。初产妇、足先露或肩先露者，应行剖宫产术。

一、临床表现

（一）症状与体征

1.症状

脐带脱垂时如果脐带受压不严重，临床上无明显异常；若脐带受压严重，可出现胎心率变快、变慢，胎儿血液循环受阻时间过长（超过 8 分钟）可导致胎死宫内。

2.体征

阴道检查或肛门检查可在胎先露部旁侧或前方触及有搏动的条索状物。

（二）辅助检查

B 超及彩色多普勒超声检查有助于明确诊断。在胎先露部旁侧或前方找到脐血流声像图可确诊。

二、诊断

注意高危因素及临床表现,显性脐带脱垂阴道检查即可诊断,隐性者需借助超声检查。

(一)诊断标准

(1)可疑脐带先露:胎膜未破时,胎动及宫缩后胎心率突然变慢,改变体位、上推胎先露部及抬高臀部后迅速恢复。

(2)确诊脐带先露或脐带脱垂。①阴道检查:适合可在胎先露部旁侧或前方及阴道内触及脐带者,或脐带脱出于外阴者。②B超检查:可在胎先露部旁侧或前方找到脐血流声像图。

(二)病因

(1)胎头未衔接时:头盆不称、胎头入盆困难。

(2)胎位异常:臀先露、肩先露、枕后位。

(3)胎儿过小或羊水过多。

(4)脐带过长、脐带附着异常或低置胎盘。

三、治疗

(一)脐带脱垂的产前评估

(1)胎产式异常的孕妇可在妊娠 37 周后入院,一旦出现分娩先兆或怀疑出现胎膜破裂时,应视为紧急情况做紧急处理。臀先露的足月孕妇选择阴道试产时,可行超声检查排除脐带先露的存在。

(2)非头先露及出现未足月胎膜早破的孕妇,应住院防止脐带脱垂的发生。

(二)人工破膜与脐带脱垂

胎先露未固定或先露位置较高时,应尽量避免人工破膜。如需人工破膜时,需要注意:①掌握人工破膜的指征。②破膜前尽可能通过阴道检查或超声排除脐带先露的存在,如发现脐带低于胎先露,则应避免人工破膜。③破膜应在预计宫缩即将开始时进行,破膜后宫缩可促使胎头下降,降低脐带脱垂的风险。④高位破膜时,应将手留置于阴道内等候 1～2 次宫缩,在控制羊水流出速度的同时确定有无脐带脱垂。一旦发生脐带脱垂,及时处理。⑤不能随意上推胎头。

(三)脐带脱垂的处理

1.妊娠 $23\sim24^{+6}$ 周脐带脱垂的处理

告知孕妇可选择继续妊娠或终止妊娠,详细告知患者利弊后可进行期待治疗。

2.孕妇未临产的处理

孕妇未临产时,不建议行脱垂脐带的还纳术,尽量减少对阴道外脱垂脐带的操作。可用人工操作或者充盈膀胱等提高胎先露位置的方法预防脐带压迫。保胎治疗时可采用膝胸位或侧卧位(同时保持头低臀高位)。

3.已临产的处理

(1)宫口未开全:存在可疑性或病理性胎心率异常时,应尽快行剖宫产术。

(2)宫口开全:预计可在短时间内经阴道分娩者,可尝试阴道分娩。呼叫麻醉医师和新生儿医师共同参与抢救工作。

四、护理

(一)一般护理

执行产科入院护理常规及产前护理常规。

(二)身体评估

注意评估是否存在易导致脐带脱垂的因素,如有无胎位异常、头盆不称、多胎妊娠、羊水过多、脐带先露等;以及有无易导致胎膜早破的因素。详细询问此次妊娠经过、妊娠周数、胎动情况、有无宫缩及阴道流液。分娩过程中每一次阴道及胎心率检查异常,伴自发性或各种风险因素引起的胎膜破裂后,均需检查是否存在脐带脱垂。评估是否有发生胎儿窘迫的征象,孕妇感觉胎动变频繁。监测胎心音改变,如变慢、不规则,变换体位或抬高臀部可缓解。

(三)心理护理

脐带脱垂时,患者较紧张,护士应在配合抢救的同时,耐心、细致地安慰患者,解除其焦虑、恐惧心理,使其积极配合处理。

(四)预防及早期发现

加强产前检查,及时发现并纠正异常胎位,临产时对头盆不称、胎头浮动及异常胎动者应嘱其卧床休息,不予灌肠。严格掌握人工破膜的适应证和操作方法,应在宫缩间歇期进行,使羊水缓慢流出,并密切观察胎心音变化,及早发现脐带先露或脐带脱垂。

(五)紧急对症处理

(1)一旦确诊为脐带脱垂,指导产妇取脐带受压对侧卧位或臀高头低位,鼓励孕妇呈 Sims 体位(即左侧卧位,枕头置于左髋下)或呈膝胸卧位;即刻用手经阴道上推胎儿先露部,以减轻脐带受压,直至胎儿娩出后才可撤出上推先露部的手;也可采用人工充盈膀胱的方法上推先露部。

（2）立即呼叫，寻求帮助，所需团队包括产科医师、助产士、麻醉科医师和新生儿科医师。

（3）立即吸氧，并严密监测胎心音变化。确诊后根据宫口扩张程度和胎儿情况决定分娩方式。

（4）遵医嘱用抑制宫缩的药物。

（5）宫口已开全，胎头已入盆，应立即行产钳术或胎头吸引术。臀位：能掌握臀牵引术者，应行臀牵引术；横位：行剖宫产术。

（6）若宫颈未完全扩张，应立即进行合血、备皮、导尿等术前准备，行剖宫产术。在准备期间，必要时用手将先露部推向骨盆入口以上，术者的手始终保持在阴道内，使先露部不能再下降，以消除脐带受压，脐带则应消毒后还纳入阴道内。

（7）若宫颈未完全扩张，胎心监测良好，患者及家属不同意行剖宫产术者，可试用脐带还纳术。但成功率不高，目前已少用。

（六）做好新生儿的急救准备

做好新生儿急救的人员及物品准备。

（七）胎心消失的处理

胎心已消失超过 10 分钟，确定胎死宫内，应将情况通告患者家属，选择经阴道分娩，为避免会阴裂伤，可行穿颅术。

（八）预防产后出血及感染

行阴道检查或阴道助产术时注意无菌操作。保持外阴清洁，使用消毒会阴垫并及时更换。必要时遵医嘱应用抗生素预防感染。

（九）健康指导

（1）定期产前检查，及时发现与纠正异常胎位。

（2）指导产妇及其家属，一旦产妇发生胎膜破裂，应当立即使产妇取卧位，注意阴道流液的量及性状，尽快转运入院。

第三节　产褥期护理

产妇全身各器官（除乳腺外）从胎盘娩出至恢复正常未孕状态所需的一段时期称为产褥期，通常为 6 周。

一、病情观察与评估

(一)生命体征

监测生命体征,观察有无发热、脉搏增快、血压下降等表现。

(二)症状体征

(1)观察子宫复旧情况,有无子宫软、宫底上升等收缩不良的表现。

(2)观察恶露的颜色、量、气味,有无血性恶露增多,持续时间延长,恶露有无腐臭味。

(3)评估产妇乳房的情况,了解有无乳房胀痛、乳头皲裂等异常情况。

(三)安全评估

(1)评估产妇有无因产后虚弱、直立性低血压导致跌倒的危险。

(2)了解产妇的心理状况,评估是否有产后抑郁的危险。

二、护理措施

(一)子宫复旧护理

(1)产后子宫圆而硬,宫底在脐下一指,产后第 1 日略上升至脐平,以后每天下降 1～2 cm,产后 10 日降至骨盆腔内。

(2)子宫软、收缩不良、宫底上升提示有宫腔积血,此时应挤压宫底,持续按摩子宫,协助医师排出宫内积血,遵医嘱给予子宫收缩剂。

(二)宫缩痛护理

宫缩痛多在产后 1～2 日内出现,持续 2～3 日自然消失,不需特殊用药,疼痛不能耐受者,可给予镇痛剂。

(三)伤口护理

1.伤口的观察

密切观察腹部、会阴切口有无红肿、硬结、分泌物,肛门有无坠胀感。

2.伤口护理

每天用 1∶5 的碘伏擦洗会阴 2 次,若 24 小时内会阴有水肿,则遵医嘱用 33% 的硫酸镁湿敷,24 小时后加用红外线照射,腹部切口红肿用 75% 乙醇湿热敷。

(四)恶露观察

(1)观察恶露的颜色、量、气味。

(2)一般情况下,产后最初 3～4 日为血性恶露,5～14 日为浆液恶露,14 日后为白色恶露。

（3）若血性恶露量增多,持续时间延长,恶露有腐臭味且子宫有压痛等,及时通知医师处理。

(五)排尿护理

观察膀胱排空情况,指导产妇顺产后 4 小时内排尿,剖宫产拔出导尿管后尽早排尿,以免造成尿潴留。

(六)喂养指导

根据情况指导及协助产妇正确实施母乳喂养。

(七)心理护理

观察产妇情绪变化,注意产妇有无严重的情绪低落、自我评价降低、创造性思维受损、主动性降低和对生活缺乏信心等抑郁的表现。特别关注新生儿有不良结局、家庭支持系统缺乏的产妇。给予倾听、共情等心理支持;告知产妇养成良好的睡眠习惯,保持心情愉快;鼓励家属多关心及照顾产妇;告知产妇症状严重时应及时就诊。

三、健康教育

(一)住院期

（1）少食多餐,以清淡、高蛋白质饮食为宜,多吃富含维生素、纤维素的食物,同时注意补充水分。

（2）产后尽早适当活动,预防便秘及下肢静脉血栓;注意如厕安全,防跌倒。根据情况适当进行产后康复锻炼。

（3）保持清洁,产后可洗脸、梳头、漱口等,避免因卫生不良、机体免疫力下降而致的产褥期感染。

（4）教会产妇及家属新生儿护理技能,如更换尿布、皮肤护理、脐部护理等。

(二)居家期

（1）告知产妇新生儿预防接种的时间和出生医学证明办理程序等。

（2）避免重体力活动,以免导致子宫下垂。

（3）指导产妇进行乳房护理及会阴护理。

（4）居室开窗通风,产妇衣着应宽大透气,可淋浴,保持身体清洁、舒适。

（5）产后 42 天内禁性生活,恢复性生活后注意避孕,顺产后 3 个月、剖宫产后 6 个月可安节育环,哺乳期不宜使用口服避孕药。

（6）产后 42 天进行门诊妇科复查,产褥期若有异常及时就诊。

第四节　子宫内膜异位症

子宫内膜组织（腺体和间质）出现在子宫体以外的任何部位时，称为子宫内膜异位症。子宫内膜异位症为良性病变，但具有类似恶性肿瘤的远处转移和种植生长能力。多发生在育龄妇女，其中 76% 在 25～45 岁。

一、发病机制

其发病机制尚未完全阐明，目前认为比较相关的有子宫内膜种植学说、体腔上皮化生学说等。

二、临床表现

（一）症状

疼痛是子宫内膜异位症的主要症状，典型症状为继发性痛经、疼痛进行性加重。了解下腹疼痛的部位、性质、伴随症状、与经期的关系。

（二）体征

卵巢异位囊肿较大时，妇科检查可触及与子宫粘连的肿块，破裂时可有腹膜刺激征。典型盆腔内膜异位症行双合诊检查时，可扪及触痛性结节，触痛明显。如阴道、直肠受累，可在阴道后穹隆触及甚至看到突出的紫蓝色结节。

三、辅助检查

（一）影像学检查

B 超检查可提示子宫内膜异位症病变的位置、大小和形态；盆腔 CT 和 MRI 对盆腔内异位症有诊断价值。

（二）腹腔镜检查和活组织检查

腹腔镜检查和活组织检查是目前国际公认的诊断子宫内膜异位症的最佳方法。只有在腹腔镜或剖腹探查直视下才能确定子宫内膜异位症的临床分期。

（三）血清 CA125 值

中、重度子宫内膜异位症患者血清 CA125 值可能升高。

四、治疗

应根据患者年龄、症状、病变部位和范围，以及对生育的要求选择治疗方法，强调个体化治疗。症状轻或无症状的轻微病变可选择期待治疗；有生育要求的轻度子宫内膜异位症患者经过全面评估判断后先给以药物治疗,重者行保留生育功能的手术;年轻无生育要求的重症患者,可行保留卵巢功能的手术,并辅以激素药物;症状及病变均严重的无生育要求者,考虑行根治性手术。腹腔镜手术是首选的手术方法,目前认为腹腔镜确诊、手术+药物为子宫内膜异位症的"金标准"治疗。

五、护理评估

(一)健康史

了解患者既往病史、药物过敏史;了解患者婚育史,是否有不孕或性交痛,是否有人工流产史及输卵管手术史;了解患者月经史,是否有痛经,痛经发生的时间、伴随症状、痛经时是否卧床休息或使用药物镇痛;了解患者是否有月经过多及经期延长,经期前后有无排便坠胀感;了解患者是否有周期性尿频;了解患者腹壁瘢痕或脐部是否会出现周期性局部肿块及疼痛。

(二)心理-社会评估

了解患者对疾病的认知程度,是否有紧张、焦虑等表现;了解患者的家庭关系;了解患者的经济水平等。

六、护理措施

(一)一般护理

病房整洁、安静,保持床单位清洁、舒适,注意室内空气流通,避免交叉感染;测量生命体征,定期巡视病房,细致观察患者的病情变化及治疗反应等,发现异常及时报告医师,做好护理记录和书面交班,危重患者床边交班。

(二)症状护理

1.疼痛护理

告知患者疼痛发生的原因,疼痛剧烈时可卧床休息,必要时可遵医嘱给予镇痛药物。

2.阴道流血的护理

出血明显大于既往月经量的患者,注意收集会阴垫,评估出血量。按医嘱给予止血药,必要时进行输血、补液、抗感染治疗,指导患者做好会阴部的清洁,防止感染。

3.压迫症状的护理

当患者出现局部压迫致排尿、排便不畅时,可给予导尿,以缓解尿潴留,指导患者进食富含纤维素的蔬菜,如芹菜,必要时使用缓泻剂软化粪便,缓解便秘症状。

(三)用药护理

1.口服避孕药物

口服避孕药物适用于轻度子宫内膜异位症患者,常用低剂量高效孕激素和炔雌醇复合制剂,用法为每天 1 片,连续用 6~9 个月,护士需观察药物疗效,观察患者有无恶心、呕吐等不良反应。

2.注射药物治疗

临床上常用促性腺激素释放激素激动剂类药物,用药频率为每 4 周注射 1 次,治疗时间为 3~6 个月,护士需观察药物疗效,观察患者有无潮热、阴道干涩、性欲降低等不良反应。

3.孕激素类药物

孕激素类常用药物为醋酸甲羟孕酮、甲地孕酮或炔诺酮,30 mg/d,使用时护士需观察患者是否有恶心、轻度抑郁、水钠潴留、体重增加、不规则点滴出血等不良反应,停药数月后痛经可缓解,月经恢复。

(四)手术护理

1.术前护理

(1)饮食护理:外阴、阴道手术及恶性肿瘤手术或可能涉及肠道的手术,术前 3 天进无渣半流质食物,术前 1 天进流质食物,手术前 8 小时禁食,术前 4 小时禁饮。

(2)皮肤准备:腹部手术备皮范围是上起剑突水平,两侧至腋中线,下至大腿内上侧 1/3 及会阴部。阴道手术的备皮范围:上起耻骨联合上 10 cm,两侧至腋中线,下至外阴部、肛门周围、臀部及大腿内侧上 1/3。腹腔镜手术患者重点做好脐周清洁,清除脐窝污垢。

(3)肠道准备:清洁肠道应遵医嘱于术前 3 天、术前 1 天、手术当天灌肠或清洁灌肠,也可以口服缓泻剂代替多次灌肠。

(4)阴道准备:遵医嘱术前 1 天或 3 天行阴道冲洗或擦洗,每天 1~2 次。

2.术后护理

(1)床边交班:术毕返回病房,责任护士向手术室护士及麻醉科医师详细了解术中情况,包括麻醉类型、手术范围、术中出血量、尿量、用药情况、有无特殊注意事项等;及时为患者测量血压、脉搏、呼吸;观察患者神志;检查输液、腹部伤口、引流管、背部麻醉管、镇痛泵、阴道流血情况等,认真做好床边交班并详细记录。

(2)术后体位:术后回病房根据麻醉方式决定体位,硬膜外麻醉者去枕平卧

6～8 小时,全麻患者未清醒时应去枕平卧,头偏向一侧。然后根据不同手术指导患者采取不同体位,如外阴癌根治术应采取平卧位,腹部手术可采取半卧位。

（3）监测生命体征：通常术后每 15～30 分钟测量一次脉搏、呼吸、血压,观察患者的精神状态,4～6 小时后可根据手术大小及病情改为每 4 小时 1 次或遵医嘱监测并记录。

（4）饮食护理：术后 6 小时禁食、禁饮,根据病情遵医嘱开始进流质食物,然后进半流质食物,最后过渡到普食。

（5）伤口护理：观察伤口有无渗血、渗液或敷料脱落情况,有无阴道流血,发现异常应报告医师并及时处理。

（6）导尿管护理：保持导尿管通畅,观察并记录尿液的量、颜色、性质,手术当天每小时尿量应不少于 100 mL,至少 50 mL,如有异常,及时通知医师。根据手术范围及病情术后留置导尿管 1～14 天,保持会阴清洁,每天 2 次会阴擦洗,防止发生泌尿系统感染,导尿管拔除后 4～6 小时应督促并协助患者自行排尿,以免发生尿潴留。

（7）引流管护理：盆腔、腹腔引流管可经腹部或阴道放置,应合理固定引流管,注意保持引流管通畅,避免引流管扭曲、受压及脱落,注意观察引流液的颜色、性质及量并做好记录。一般 24 小时内引流液不超过 200 mL,为淡血性或浆液性,引流量逐渐减少,根据引流量,一般留置引流管 24～48 小时,引流量＜10 mL 时可拔除引流管。拔管后,注意观察置管伤口的愈合情况。

（8）活动指导：鼓励患者尽早下床活动,暂时不能下床的患者需勤翻身、四肢适当活动,以改善胃肠功能,预防或减轻腹胀。协助并教会患者做足踝运动,预防静脉血栓的发生。术后第一次下床的患者起床需缓慢,有护士或家属陪护,防止因直立性低血压引起晕厥。

（9）疼痛护理：伤口疼痛通常在术后 24 小时内最为明显,可以更换体位减轻伤口张力,遵医嘱给予止痛药。腹腔镜手术术后 1～2 天可因二氧化碳气腹引起双肋部及肩部疼痛,即串气痛,多可自行缓解,适当活动四肢可减轻症状,必要时使用镇痛剂。

(五)心理护理

(1)理解并尊重患者,耐心解答其提出的问题,缓解其压力。

(2)鼓励患者诉说内心的真实感受,讲解疾病知识,增强其治疗疾病的信心。

(3)协助其取得家人的理解和帮助。

七、健康指导

(1)指导患者出院后 3 个月到门诊复查,了解术后康复情况。

(2)子宫内膜异位灶切除及全子宫切除患者禁止性生活 3 个月,禁止盆浴 3 个月,可淋浴。

(3)指导患者遵医嘱按时服药,定期做 B 超检查,观察子宫内膜异位症的治疗效果,如出现超过月经量的阴道出血、异常分泌物、下腹疼痛及时到医院就诊。

(4)指导非手术治疗患者注意饮食卫生,多进食水果、干果,月经前后注意勿进食过热、过冷的食物。

第五节 闭 经

闭经为常见妇科症状,表现为无月经或月经停止。根据既往有无月经来潮,分为原发性闭经和继发性闭经两类。

一、发病机制

正常月经的建立和维持有赖于下丘脑-垂体-卵巢轴的神经内分泌调节,以及靶器官子宫内膜对性激素的周期性反应,其中任何一个环节发生障碍都会出现月经失调,甚至导致闭经。

二、临床表现

(一)症状

本病主要表现为无月经或月经停止,同时出现与疾病相关的症状。①阴道横隔或无孔处女膜患者可出现周期性下腹疼痛;②嗅觉缺失综合征患者可伴有嗅觉减退或丧失;③卵巢早衰者过早绝经并伴有绝经综合征症状。

(二)体征

检查发现与疾病相关的体征。①嗅觉缺失综合征患者其内外生殖器均发育异常(两性畸形等);②多囊卵巢综合征患者有毛发分布异常或多毛、肥胖、双侧卵巢增大;③特纳综合征患者有身体发育异常(身高、体重、四肢与躯干的比例失调)、第二性征缺失、卵巢不发育;④希恩综合征患者有生殖器官萎缩、阴毛稀少等;⑤先天性生殖道发育异常可见处女膜闭锁或阴道横隔。

三、辅助检查

(一)功能试验

药物撤退试验可用于评估体内雌激素水平及闭经程度,有孕激素试验、雌激素序贯试验、促性腺激素释放激素兴奋试验。

(二)激素测定

血甾体激素测定、催乳素及垂体促性腺激素测定。肥胖、多毛、痤疮患者还应行胰岛素、雄激素测定,口服葡萄糖耐量试验,胰岛素释放试验等。

(三)影像学检查

盆腔超声检查:观察盆腔有无子宫,子宫形态、大小及内膜厚度,卵巢大小、形态、卵泡数目;子宫输卵管造影:了解有无宫腔病变和宫腔粘连;MRI 检查:用于检查盆腔及头部蝶鞍区;静脉肾盂造影:怀疑米勒管发育不全综合征时,用以确定有无肾脏畸形。

(四)宫腔镜检查

精确判断宫腔有无粘连。

(五)腹腔镜检查

直视下观察卵巢形态、子宫大小,对诊断多囊卵巢综合征等有价值。

(六)染色体检查

染色体检查对鉴别性腺发育不全的病因及指导临床处理有重要意义。

(七)其他检查

如靶器官反应检查,包括基础体温测定、子宫内膜取样等。

四、治疗

针对病变环节及病因分别采取全身治疗、药物治疗及手术治疗。

五、护理评估

(一)健康史

(1)详细询问月经史,包括初潮年龄、月经周期、经期长短、经量和闭经期限及伴随症状等。

(2)了解发病诱因,如精神因素、环境改变、体重增减、饮食习惯、剧烈运动、各种疾病及用药情况、职业和学习成绩等。

(3)已婚妇女需询问生育史及产后并发症史。

(4)原发性闭经应询问患者的第二性征发育情况,了解生长发育史,有无先天性缺陷或其他疾病及家族史。

(二)心理-社会评估

(1)对健康问题的感受:患者常担心闭经会对自己的健康、性生活和生育能力有影响。

(2)对疾病的反应:突然或长期精神压抑、紧张、忧郁、环境改变、过度劳累、情感变化、寒冷等,引发精神应激;饮食习惯改变、内在情感剧烈矛盾,或为保持体形强迫节食、超负荷剧烈运动等导致神经性厌食和体脂下降。

(3)家庭、社会及经济状况:病程延长及反复治疗效果不佳时,会加重患者和家属的心理压力,加重闭经。

六、护理措施

(一)一般护理

见本章第四节相关内容。

(二)症状护理

指导患者积极治疗疾病,增强机体体质,保持标准体重。运动性闭经者,应适当减少运动量;应激或精神因素所致闭经者,应进行耐心的心理治疗,消除紧张和焦虑情绪;肿瘤、多囊卵巢综合征引起的闭经,应进行特异性治疗。

(三)用药护理

(1)根据闭经的类别,遵医嘱正确使用激素治疗。

(2)激素应用方案、常用药物及作用如下。

性激素补充治疗:①雌激素补充治疗可促进第二性征发育,适用于无子宫者,常用药物有妊马雌酮 0.625 mg/d 或微粒化 17β-雌二醇 1 mg/d,连服 21 天,停药1周后重复给药;②雌、孕激素人工周期疗法适用于有子宫者,上述①中的药物连服21天,最后 10 天同时给服醋酸甲羟孕酮 6～10 mg/d;③孕激素疗法适用于体内有一定的雌激素水平的Ⅰ度闭经患者,可于月经周期后半期或撤退性出血第16～25 天口服醋酸甲羟孕酮 6～10 mg/d,共 10 天。

促排卵治疗:适用于有生育要求的患者。常用药物有氯米芬和促性腺激素类。促性腺激素包括尿促性素、卵泡刺激素、人绒毛膜促性腺激素(HCG)、促性腺激素释放激素。用药方法:氯米芬 50～100 mg/d,从月经的第 5 天开始,连用 5 天。尿促性素(内含卵泡刺激素和黄体生成素各 75 U)或卵泡刺激素每天75～150 U,于撤药性出血第 3～5 天开始,若卵巢无反应,每隔 7～14 天增加半支(37.5 U),直到 B 超下见优势卵泡,最大剂量为 225 U/d,待优势卵泡达到成熟标准时,再使用 HCG 5 000~10 000 U 促排卵;促性腺激素释放激素用脉冲皮下注射或静脉给药。

恢复排卵:通过与垂体多巴胺受体结合,直接抑制垂体催乳素的分泌,常用药物为溴隐亭。单纯高催乳素血症患者,每天 2.5~5.0 mg,一般在服药的第 5~6 周能使月经恢复;垂体催乳素瘤患者,每天 5.0~7.5 mg,敏感者在服药 3 个月后肿瘤明显缩小。

其他激素治疗:肾上腺皮质激素适用于先天性肾上腺皮质增生所致闭经;甲状腺素适用于甲状腺功能减退引起的闭经。

(3)用药观察:用药期间应仔细观察用药效果及不良反应。氯米芬的不良反应主要有黄体功能不足、对宫颈黏液的抗雌激素影响、未破裂卵泡黄素化综合征及卵细胞质量欠佳;促性腺激素的并发症为多胎妊娠和卵巢过度刺激综合征。

(四)手术治疗的护理

1.了解手术指征及目的

(1)生殖器畸形:如处女膜闭锁、阴道横隔或阴道闭锁,均可通过手术切开,使经血流出。宫颈发育不良,无法手术矫正者,则应行子宫切除术。

(2)宫颈宫腔粘连:多采用宫腔镜下分离粘连,随后采用大剂量雌激素和放置宫腔内支撑的治疗方法。

(3)肿瘤:卵巢肿瘤一经确诊,应手术治疗;垂体肿瘤患者应根据肿瘤部位、大小及性质确定治疗方案;对于垂体催乳素瘤,常采用药物治疗,手术多用于药物治疗无效或巨腺瘤产生压迫症状者。其他中枢神经系统肿瘤多采用手术和(或)放疗。含 Y 染色体的高促性腺激素闭经者,性腺易发生肿瘤,应手术治疗。

2.手术前准备及手术后护理

详见本章第四节相关内容。

(五)心理护理

(1)鼓励患者说出自己的感受及对疾病的看法,解释与疾病相关的问题,并随时帮助患者澄清错误观念,客观地评价自己。

(2)加强疾病知识宣传,仔细、耐心地解说病情,消除患者的心理压力,使其配合治疗。

(3)与患者家属沟通,因引起闭经的原因较多,闭经诊断周期长,需逐一检查以明确诊断,因此要耐心地按规定接受有关检查,取得正确的检查结果。让家属多关心、支持患者。

七、健康指导

(1)告知患者及时就诊和规范治疗的重要性。

(2)个人卫生指导:在接受治疗期间和阴道有流血时,避免性生活。

(3)用药指导:向患者讲解性激素治疗的作用、具体用药方法及不良反应,帮助患者了解因药物而出现的撤退性出血,指导患者严格按医嘱准时服药,不能随意增量、减量或停药。

(4)饮食指导:加强身体锻炼,参与力所能及的社会活动,合理摄取营养,增强体质,保持标准体重。

(5)随访指导:告知患者使用性激素后会产生的不良反应,出现异常时立即就诊。

第六节　妊娠滋养细胞疾病

妊娠滋养细胞疾病是一组来源于滋养层细胞的疾病,根据组织学可将其分为葡萄胎、侵蚀性葡萄胎、绒毛膜癌、胎盘部位滋养细胞肿瘤及上皮样滋养细胞肿瘤。除葡萄胎为良性疾病外,其余统称妊娠滋养细胞肿瘤。

一、葡萄胎

葡萄胎是一种滋养细胞的良性病变,主要为滋养细胞增生,间质水肿变性,各个绒毛的乳头变为大小不一的水泡,水泡间有细蒂相连成串,形如葡萄。可分为完全性葡萄胎和部分性葡萄胎两类。葡萄胎一经临床诊断,应及时清宫,清宫过程应密切观察,防止发生肺栓塞。此处仅讲述完全性葡萄胎的相关内容。

(一)临床表现

近30年来,由于超声诊断及血HCG的检测,完全性葡萄胎的临床表现发生了变化,停经后阴道流血仍然是最常见的临床表现,90%的患者可有阴道流血。而其他症状如子宫异常增大、妊娠剧吐、子痫前期、甲状腺功能亢进、呼吸困难等却已少见。完全性葡萄胎的典型症状如下。

(1)停经后阴道流血:最常见的症状。停经后8~12周开始有不规则阴道流血,量多少不定,时有时无,反复发作,逐渐增多。若葡萄胎组织从蜕膜剥离,母体大血管破裂,可造成大出血,导致休克,甚至死亡。葡萄胎组织有时可自行排出,但排出之前和排出时常伴有大量流血。葡萄胎反复阴道流血如不及时治疗,可导致贫血和继发感染。

(2)子宫异常增大、变软:约有半数葡萄胎患者的子宫大于停经月份,质地变软,并伴有血 HCG 水平异常升高,为葡萄胎迅速增长及宫腔内积血所致。由于大部分葡萄胎在妊娠早期得以诊断,子宫异常增大已较少见。另有少数子宫大小小于停经月份,其原因可能与水泡退行性变、停止发展有关。

(二)一般护理

1.常规护理

执行妇科一般护理常规。

2.病情观察

(1)动态观察生命体征及一般情况变化。

(2)观察阴道流血(量、颜色、性质)情况,若阴道流出物中有水泡状组织,应保留会阴垫,收集标本送病理检查。

(3)观察呕吐物的性质。

(4)行清宫术前需观察患者有无休克,子痫前期,甲状腺功能亢进,水、电解质紊乱及贫血等情况,如有异常及时报告医师,待病情稳定后再行清宫。

3.合并妊娠高血压综合征护理

遵医嘱做好相应的治疗及护理。

4.呕吐护理

消除可能引起呕吐的因素,保持口腔卫生,每次呕吐后漱口。必要时遵医嘱应用镇静药。

5.环境与休息

(1)提供舒适、安静、干净的病房环境,注意通风,保持空气清新与床单位整洁。

(2)卧床休息,适当运动,保证睡眠充足。

6.饮食护理

少食多餐,进食高蛋白、高维生素、清淡、易消化的食物。

7.会阴护理

保持外阴清洁。

8.手术治疗护理

(1)清宫术的护理:①清宫术前,应配血备用,做好各种应急抢救的药品和物品准备。②清宫术时,建立静脉通道,遵医嘱静脉滴注缩宫素,加强子宫收缩,防止术中子宫穿孔和大出血。③清宫术后,将刮出物送病理检查,葡萄胎清宫不易一次吸刮干净,一般于1周后再次刮宫。

(2)子宫切除术护理:执行腹部手术一般护理常规,完善术前、术后的护理工作。

(三)健康指导

1.心理护理

向患者及家属讲解疾病的相关知识,及时提供相关治疗信息,并说明葡萄胎是良性病变,经过治疗后能恢复正常,让患者减轻焦虑及恐惧心理,增强战胜疾病的信心。

2.避孕指导

在随访期间可靠避孕1年,首选用安全套避孕。宫内节育器可混淆子宫出血原因,故不宜使用。含有雌激素的避孕药可促进滋养细胞生长,也不宜采用。

3.卫生指导

(1)保持身体清爽,日常沐浴应淋浴,不宜盆浴。

(2)保持外阴清洁,及时更换会阴垫和内裤,排便后清洗会阴,以防感染。

4.向患者及家属告知出院事宜

(1)遵医嘱服药,定期来院复查。

(2)随访时间及内容:葡萄胎清宫术后,应监测血HCG。第1次测定应在清宫术后24小时内,以后每周1次,直至连续3次阴性,以后每个月1次,共6个月,然后每2个月1次,共6个月,自第1次阴性后共计1年。每次随访时除测定血HCG,还要检查月经是否规则,有无异常阴道流血,有无咳嗽、咯血等症状,并做妇科检查。每3～6个月或出现血HCG异常或有临床症状时行B超、X线或CT检查。

(3)刮宫术后禁止性生活和盆浴1个月。注意经期卫生,流血期间禁止性生活。

(4)出院治疗期间,出现阴道流血、咳嗽、咯血等症状应随时来院就诊,以免延误病情。

二、侵蚀性葡萄胎

葡萄胎组织侵入子宫肌层或转移到邻近及远处器官者称侵蚀性葡萄胎。多在葡萄胎清除后6个月内发生,可穿破子宫肌层或转移至肺、阴道、外阴等器官,造成局部破坏出血。其具有恶性肿瘤特点,但治疗效果及预后均较绒毛膜癌为好,治疗主要是化疗或化疗加手术治疗。

(一)一般护理

1.常规护理

执行妇科一般护理常规。

2.急救护理

(1)阴道大出血的患者应取平卧位。

(2)迅速建立静脉通道,留取血、尿标本,遵医嘱合血、输血、输液,确保输注速度。

(3)配合医师尽快完善清宫手术前的准备工作。

3.病情观察

(1)动态观察生命体征和一般情况变化。

(2)阴道转移:①密切观察阴道有无破溃出血,禁做不必要的检查和窥阴器检查。②准备好各种抢救物品(输血、输液用物,止血药物)。③如发生溃破大出血,应立即报告医师并配合抢救。④取出纱条未见继续出血,仍须严密观察阴道流血情况、有无感染及休克征兆。

(3)肺转移:①观察有无咳嗽、吐血痰、反复咯血、胸痛及呼吸困难等情况。②大量咯血时有窒息、休克甚至死亡的危险,如发现应立即通知医师,同时给氧,协助患者取头低侧卧位,轻击背部,排出积血,保持呼吸道通畅。

(4)脑转移:①记录 24 小时出入量,观察有无电解质紊乱的症状。②瘤栓期:表现为一过性脑缺氧症状,如暂时性失语、失明、突然跌倒等。脑瘤期:表现为头痛、喷射性呕吐、偏瘫、抽搐甚至昏迷。脑疝期:表现为颅内压升高,脑疝形成。③重视早期症状,并采取必要的护理措施预防跌倒、咬伤、吸入性肺炎、角膜炎、压疮等并发症的发生。

(5)肝转移:预后不良。表现为上腹部或肝区疼痛,若病灶穿破肝包膜可出现腹腔内出血。

(6)昏迷、偏瘫:按相应的护理常规实施护理。

4.用药护理

遵医嘱准确、及时应用止血、脱水、镇静、抗生素及化疗等药物,并注意观察用药后的疗效与不良反应。

5.环境与休息

(1)提供舒适、安静、干净的病房环境,注意通风,保持空气清新与床单位整洁。

(2)卧床休息,适当运动,限制走动,减轻体力消耗,有呼吸困难者予半卧位并吸氧。

(3)严格控制探视,避免交叉感染。

6.饮食护理

少食多餐,进食高营养、高蛋白、高维生素、清淡、易消化的食物。

7.化疗护理

遵医嘱予以化疗护理。

(二)健康指导

1.心理护理

(1)向患者及家属讲解"侵蚀性葡萄胎"疾病的相关知识,及时提供相关治疗信息,以消除患者及家属的恐惧和焦虑。

(2)耐心解答患者及家属的询问,鼓励患者表达内心感受,针对其心理问题及时予以干预与疏导。保持与患者家属的联系,鼓励家属给予患者爱的表达,使患者树立战胜疾病的信心。

2.避孕指导

在随访期间应节制性生活,可靠避孕1年,首选安全套避孕。宫内节育器可混淆子宫出血原因,故不宜使用。含有雌激素的避孕药可促进滋养细胞生长,也不宜采用。若有生育要求者,化疗停止1年后可以妊娠。

3.健康指导

(1)遵医嘱服药,定期来院复查。

(2)随访时间:第1年内每月随访1次,1年后每3个月1次,持续3年,再每年1次至第5年,此后每两年1次。

(3)注意保暖,避免着凉,告知患者勿去人多的公共场所,以预防感染。

(4)出院治疗期间,出现阴道流血、头痛、胸痛、咳嗽、咯血等症状应随时来院就诊,以免延误病情。

三、绒毛膜癌

绒毛膜癌为一种高度恶性的肿瘤,继发于葡萄胎、流产或足月分娩以后,其发生比率约为2:1:1,少数可发生于异位妊娠后,患者多为生育年龄妇女,少数发生于绝经以后,这是因为滋养细胞可隐匿(处于不增殖状态)多年以后才开始活跃,原因不明。

(一)一般护理

1.常规护理

执行妇科一般护理常规。

2.病情观察

(1)动态观察生命体征和一般情况变化。

(2)严密观察阴道流血(量、颜色、体质)及腹痛情况,发现阴道流血量明显增多或者腹痛加剧等异常情况时,应立即报告医师,并记录。

(3)转移病灶观察:同侵蚀性葡萄胎。

3.环境与休息

(1)提供舒适、安静、干净的病房环境,注意通风,保持空气清新与床单位整洁。

(2)卧床休息,适当运动,限制走动,减轻体力消耗,有呼吸困难者予半卧位并吸氧。

(3)严格控制探视,避免交叉感染。

4.饮食护理

少食多餐,鼓励进食高营养、高蛋白、高维生素、清淡、易消化的食物,提供患者喜欢的食物。

5.手术治疗护理

(1)手术前准备:执行妇科腹部手术一般护理常规,落实手术前的护理工作。

(2)手术后护理:护行妇科腹部手术一般护理常规,落实手术后的护理工作。

6.化疗治疗护理

遵医嘱予以化疗护理。

(二)健康指导

1.心理护理

向患者及家属讲解"绒毛膜癌"疾病的相关知识,及时提供相关的治疗信息以消除患者及家属的恐惧和焦虑情绪。耐心解答患者及家属的询问,鼓励患者表达内心感受,针对其心理问题及时予以干扰与疏导。保持与患者家属的联系,鼓励家属给予患者爱的表达,使患者树立战胜疾病的信心。

2.告知患者及家属坚持巩固化疗治疗的重要性

(1)绒毛膜癌治愈后巩固化疗1~3个疗程,以后每周测定血β-HCG 1次,正常者3个月后再巩固化疗1次,以后每半年化疗1次,2年不复发者不再化疗。

(2)绒毛膜癌治愈后,有生育要求的妇女应严格避孕2年,为防止血β-HCG值受避孕因素的影响,最好采取男用避孕套和女用阴道隔膜双方避孕法。

（3）良性滋养细胞肿瘤的恶变机会据目前文献报道为 12%～20%，故随诊工作应持续至少 2 年，有条件者应长期随诊。

3.向患者及家属告知出院事宜

（1）遵医嘱服药，定期来院复查。

（2）随访时间：第 1 年内每月随访 1 次，1 年以后每 3 个月 1 次并持续 3 年，再每年 1～5 次，以后每 2 年 1 次。

（3）有转移灶症状出现时，应卧床休息，等病情缓解后再适当活动。

（4）节制性生活并落实避孕措施，有阴道转移者严禁性生活。

（5）出院治疗期间，出现阴道流血、头痛、胸痛、咳嗽、咯血等症状应随时来院就诊，以免延误病情。

第七节　子宫内膜癌

子宫内膜癌是指发生于子宫内膜的一组上皮性恶性肿瘤，以来源于子宫内膜腺体的腺癌最为常见。该病占女性生殖道恶性肿瘤的 20%～30%，占女性全身恶性肿瘤的 7%，是女性生殖道三大恶性肿瘤之一。近年来，发病率有上升趋势。

一、发病机制

子宫内膜癌的确切病因仍不清楚，目前认为可能有以下两种发病类型。一种为雌激素依赖型，可能是在缺乏孕激素拮抗而长期受雌激素刺激的情况下导致子宫内膜异常增生，继而癌变。该类型占大多数，均为内膜样腺癌，肿瘤分化好，预后好。其中 20% 的子宫内膜癌患者有家族史，常伴有肥胖、高血压、糖尿病、不孕及绝经期延迟等临床表现。另一种为非雌激素依赖型，发病与雌激素无明显关系，其病理类型属于少见型，如透明细胞癌、腺鳞癌等，多见于老年体瘦妇女，肿瘤恶性程度高，分化差，预后不良。

二、临床表现

（一）症状

了解患者是否有不规则阴道流血，从经期、经量及月经间隔时间进行评估，判断是否异常；了解是否为绝经后的异常阴道流血；了解阴道排液的性质、颜色、量;了解患者有无疼痛、贫血、消瘦、发热等表现。

(二)体征

早期妇科检查可无异常发现,晚期可有子宫增大,若癌肿瘤累及宫颈内口可有宫腔积脓,子宫有明显压痛,偶可在宫旁扪及不规则的结节状物,偶见癌组织自宫颈口脱出,质脆,触之易出血。

三、辅助检查

分段诊断性刮宫是目前早期子宫内膜癌最常用且最有价值的诊断方法,确诊依据是组织学诊断。宫腔镜检查可观察宫腔,取活组织送病理检查,提高诊断率。经阴道 B 超检查可了解子宫大小、宫腔形状、宫腔内有无赘生物、子宫内膜厚度、肌层有无浸润及浸润深度。磁共振成像(MRI)可对浸润情况有较准确的判断。CT 可协助判断有无宫外转移。

四、治疗

根据患者病情及全身情况选择手术、放疗或药物(化学药物及激素)治疗,可单独或综合应用。早期患者以手术治疗为主,术后根据高危因素选择辅助治疗;晚期患者采用手术、放疗、药物治疗等综合治疗方案。

五、护理评估

(一)健康史

了解既往病史、药物过敏史;了解婚育史、是否不孕,以及自然流产史;了解有无家族史;了解是否接受过雌激素替代治疗。

(二)心理-社会评估

了解患者对疾病的认知程度,是否有恐惧、焦虑、抑郁等表现;了解患者的家庭关系;了解患者的经济水平等。

六、护理措施

(一)一般护理

见本章第四节相关内容。

(二)症状护理

(1)有阴道流血者,需观察阴道流血的时间、量,指导患者清洁会阴部,每天2次。

(2)有阴道排液者,需观察排液的性质、颜色、气味、量,指导患者清洁会阴部,每天2次。

(3)有腹痛者,需观察疼痛的部位、性质、程度、持续时间。

(三)用药护理

1.孕激素治疗

常用药物:口服醋酸甲羟孕酮200～400 mg/d;己酸孕酮500 mg,每周肌内注射2次。孕激素治疗以高效、大剂量、长期应用为宜,使用12周以上方可判定疗效。长期使用者需观察是否有水钠潴留、水肿或药物性肝炎等不良反应,停药后即可恢复。

2.抗雌激素制剂

常用药物为他莫昔芬,每次10～20 mg,每天2次。患者有潮热、畏寒、急躁等类似绝经期综合征的表现,以及头晕、恶心、呕吐、不规则阴道少量流血、闭经等不良反应时及时汇报医师。

3.化学治疗

常用药物有顺铂、环磷酰胺等,可单独或联合使用。

(四)手术护理

1.术前护理

见本章第四节相关内容。

2.术后护理

见本章第四节相关内容。

(五)放疗护理

1.腔内治疗

腔内治疗多采用后装治疗机放置铱-192进行治疗,接受盆腔内放疗者,应先灌肠并留置导尿管,以保持直肠、膀胱呈空虚状态,避免放射性损伤。治疗后,观察阴道充血、水肿情况,观察有无渗血、出血,有出血应协助医师用纱布压迫止血,无出血者可每天阴道冲洗1次,防止阴道粘连。观察膀胱功能,护士应观察患者是否有尿频、尿痛、血尿、排尿困难、尿潴留等,鼓励患者每天饮水不少于3 000 mL,并遵医嘱使用维生素类药物。放射性肠炎是腔内放疗最常见的并发症,护士需观察患者大便的性状,腹痛、腹泻的程度,发现异常及时汇报医师。

2.体外照射

护士应随时观察患者照射部位皮肤的颜色、结构、完整性,有无干燥、瘙痒或疼痛等症状;告知患者不要搔抓皮肤,可用手轻拍局部皮肤或涂维生素软膏;指导患者保持皮肤清洁、干燥,每天用温水软毛巾蘸洗,避免冷、热刺激;禁止使用刺激性消毒剂;指导患者穿宽松、纯棉的内衣。

(六)心理护理

(1)关心体贴患者,以减轻其心理压力。

(2)提供疾病的相关知识,告知患者子宫内膜癌治疗的良好结局和预后,以缓解其恐惧、焦虑情绪。

(3)鼓励患者诉说内心的真实想法,积极配合治疗。

(4)协助患者取得家人的理解和帮助,增加患者对治疗的信心。

七、健康指导

(1)指导患者随访:术后 2 年内每 3～6 个月 1 次;术后 3～5 年每 6～12 个月 1 次,5 年后每年 1 次。嘱患者如出现异常阴道流血、异常分泌物、下腹疼痛,及时到医院就诊。

(2)指导患者术后 3～6 个月内避免重体力劳动,术后 3 个月禁止性生活。

(3)指导患者注意个人卫生,禁止盆浴 3 个月,可选择淋浴。

(4)指导阴道手术患者出院后避免剧烈运动,避免负重过久,如久坐、久蹲、久站,要保持大便通畅,必要时可口服导泻药物。患者可适当参加户外活动,劳逸结合,但应避免从事会增加盆腔充血的活动,如跳舞、久站等。

第八节 外 阴 癌

外阴癌以原发性为主,最常发生在大阴唇,其次是小阴唇、阴道前庭及阴蒂等处。外阴癌平均发病年龄为 50～60 岁,近年来发病有年轻化趋势。绝大多数外阴癌是鳞状细胞癌。其主要症状是外阴部有结节和肿块,常伴有疼痛或瘙痒史。部分患者表现为外阴溃疡,经久不愈,晚期患者还有脓性或血性分泌物增多,尿痛等不适。扩散方式以局部蔓延和淋巴扩散为主,极少血行转移。外阴癌的治疗以手术为主,强调个体化和多学科综合治疗。

一、病因

外阴癌的病因尚不清楚,常合并外阴上皮内瘤变。与发病相关的因素有性传播疾病,包括尖锐湿疣、淋病、梅毒、人乳头瘤病毒(human papilloma virus, HPV)感染(如 HPV-16 型);外阴慢性皮肤病,外阴上皮内非瘤样病变中 5%～10%伴不典型增生者可能发展为外阴癌,外阴癌 50%伴有外阴上皮内非瘤样病变。

二、病理

原发性外阴癌 80％以上为鳞状细胞癌,少数为前庭大腺癌或汗腺癌。外阴癌的癌前病变称为外阴上皮内瘤变(vulvar intraepithelial neoplasia,VIN),包括外阴上皮不典型增生及原位癌。外阴上皮内瘤变分为 3 级:Ⅰ级指轻度外阴不典型增生,Ⅱ级指中度外阴不典型增生,Ⅲ级指重度外阴不典型增生及外阴原位癌。

外阴癌最好发于大阴唇,其次是小阴唇、阴蒂、会阴、肛周及尿道口,常为多源性,病变早期多为圆形硬结,少数为乳头状或菜花状赘生物。病变继续发展,可形成溃疡或菜花状质硬肿块。

外阴癌的转移方式以直接浸润转移及淋巴转移常见,血行转移很少。外阴癌的淋巴转移是主要转移方式。外阴部淋巴管分布丰富,双侧淋巴管互相交叉成网状,癌灶往往先向同侧淋巴结转移,腹股沟浅淋巴结最早受累,再经腹股沟深淋巴结到盆腔淋巴结,进而到腹主动脉旁淋巴结。癌细胞可直接向周围及深部组织浸润生长,蔓延到尿道、对侧外阴及阴道,深至肛提肌、直肠、膀胱等部位。

三、临床表现

(一)症状

本病常见症状主要为不易治愈的外阴瘙痒和各种不同形态的肿物,如结节状、菜花状、溃疡状。肿物易合并感染,较晚期可出现疼痛、渗液和出血。

(二)体征

癌灶可生长在外阴任何部位,大阴唇最多见,其次为小阴唇、阴蒂、会阴、尿道口或肛周等。早期局部有丘疹、结节或小溃疡;晚期呈不规则肿块,伴或不伴溃疡或乳头样肿瘤。若癌灶已转移至腹股沟淋巴结,可扪及一侧或双侧腹股沟淋巴结增大,质地硬且固定。

四、治疗

手术是治疗外阴癌的主要措施。强调个体化、多学科综合治疗。根据患者的一般情况及临床分期尽量选择手术治疗,有内科并发症不能手术的也可用化疗或放疗或综合治疗。

五、一般护理

(一)病情观察

(1)观察外阴局部有无丘疹、硬结、溃疡或赘生物,局部有无疼痛、瘙痒、恶臭分泌物。

(2)观察是否存在尿频、尿痛或排尿困难。

(二)会阴护理

指导患者保持会阴部清洁,穿柔软的棉质内裤,经常更换,避免搔抓,以免局部感染。

(三)心理护理

向患者及家属讲解外阴肿瘤疾病的相关知识,与患者沟通,及时进行心理疏导,消除其紧张、恐惧心理,以取得患者理解,使其积极配合治疗。

六、手术护理

手术方式是广泛的全外阴切除及腹股沟淋巴结清扫术,有时还包括盆腔淋巴结清扫术。

(一)术前护理

1.常规护理

执行妇科会阴部及经阴道手术前护理常规。

2.需要植皮患者的护理

外阴需植皮者,供皮区皮肤应在术前脱毛、消毒后用无菌巾包扎备用。

3.准备患者术后用品

备好患者术后用的消毒棉垫、绷带、引流设备。

4.健康指导

(1)向患者及家属说明各项术前准备的目的、时间及可能出现的感受,并告知术后将重建切除的会阴,以增强其对手术治疗的信心,使其积极配合治疗。

(2)告知患者外阴癌根治术因手术范围大,术后反应会较重,可能出现的并发症及应对措施,指导患者正确的翻身、咳嗽、进行床上肢体活动及床上使用便器的方法。

(二)术后护理

1.常规护理

执行妇科会阴部及经阴道手术后护理常规。

2.病情观察

(1)密切观察切口渗血及引流液的量、颜色、性状。

(2)严密观察切口皮肤有无红、肿、热、痛等感染征象,以及皮肤的湿度、温度、色泽等。

(3)正确判断植皮瓣愈合情况。

3.体位与活动

(1)患者取平卧位,帮助患者双腿外展并屈膝,膝下垫软枕,以减少腹股沟及外阴部张力,有利于切口愈合和减轻患者的不适感。

(2)鼓励并指导患者进行上半身及上肢活动以防止发生压疮,活动时注意保持引流管通畅。

4.饮食和排便护理

术后 6 小时可进流质食物或少渣食物,同时遵医嘱应用抑制排便药,如复方樟脑酊,每天 3 次,每次 3 mL,根据手术范围,尽量控制在外阴切口愈合后(手术3~5 天)排便。经检查外阴切口愈合良好可排便前,遵医嘱予以液状石蜡30 mL,每天 1 次,连服 3 天,使粪便软化。

5.外阴护理

保持外阴部清洁、干燥,遵医嘱予药液擦洗会阴,每天 2 次。便后及时用温水清洁会阴,并按无菌操作更换切口敷料,重新包扎。

6.切口护理

术后第 2 天开始遵医嘱予红外线照射会阴部及腹股沟切口,每天 2 次,每次20 分钟,以促进愈合。但要特别注意避免烫伤。

7.切口拆线

(1)外阴切口 5 天开始间断拆线。

(2)腹股沟切口 7~10 天拆线。

(3)阴阜部切口 7~10 天拆线。

七、放疗护理

放疗是外阴癌有效的辅助治疗手段。对身体不能耐受手术或无法手术治疗的患者可行放疗;术前放疗可减小肿瘤体积、降低肿瘤细胞活性、增加手术切除率及保留尿道和肛门括约肌功能。外阴癌以腔外放疗为主。

(一)一般护理

1.放疗前评估

放疗前评估患者血常规检查情况、生命体征、阴道流血、不适症状等,若体温

＞37.5 ℃,白细胞计数＜4.0×10^9/L,通知医师,并遵医嘱确定是否继续放疗。严格执行放疗方案,保证照射方式、部位、剂量准确且体位安全、舒适。

2.腔外照射皮肤护理

(1)保持照射区皮肤的清洁、干燥,避免局部刺激,防止局部感染。

(2)不可在放射部位使用含金属的药膏及含氧化锌的胶布,也不可在局部进行注射等治疗。

(3)随时观察照射区皮肤颜色、结构及完整性的变化。

3.健康指导

(1)指导放疗患者治疗后静卧30分钟,以减轻放射反应,并鼓励其多饮水,以促进毒素排泄。

(2)告知患者及家属因放射线在破坏癌细胞的同时也会损伤正常组织细胞,故在治疗期间,要加强营养,注意休息,适当活动。

(3)保护照射区皮肤,避免感染,注意观察大小便情况,如有异常,及时通知医师。

(4)指导患者注意清洁卫生,预防感染。

(二)放疗并发症护理

1.近期反应

近期反应多发生于放疗中或放疗后的3个月内。

(1)皮肤反应。①临床表现:放疗者常在照射后8～10天开始出现皮肤反应。轻度者表现为皮肤红斑,然后转为干性脱屑;中度者可出现水疱、溃烂或组织表层丧失;重度者则表现为局部皮肤溃疡。②处理:可采用可的松软膏等减轻局部反应,并根据皮损程度认真做好皮肤护理。有轻度皮肤反应者可在保护皮肤的情况下继续放疗,而出现中度或重度皮肤反应者应停止放疗。

(2)全身反应。①临床表现:表现为乏力、恶心、食欲缺乏等,合并化疗者全身反应较重。②处理:一般对症处理,可继续放疗。

(3)直肠反应。①临床表现:多发生在放疗开始2周后,表现为里急后重、腹泻、便血等。②处理:应予高蛋白、高维生素的易消化食物,应用止泻药,严重者暂停放疗。

(4)膀胱反应。①临床表现:多发生于术后,表现为尿路刺激征。②处理:应予抗炎、止血治疗,严重者暂停放疗。

2.远期反应

患者合并糖尿病、高血压或有盆腔疾病手术史者可能增加远期并发症的发生率。

(1)放射性直肠炎、乙状结肠炎。①临床表现:多发生于放疗后半年至1年后,主要表现为腹泻、黏液便、里急后重等。②处理:以对症治疗为主,如出现梗阻、穿孔等需手术治疗。

(2)放射性膀胱炎。①临床表现:多发生于放疗后1年,尿路刺激征明显。②处理:以保守治疗为主,抗炎、止血,行药物膀胱灌注。严重者需手术治疗。

(3)放射性小肠炎。①临床表现:主要表现为稀便、腹痛等。②处理:给予对症治疗,如出现梗阻、穿孔等需手术治疗。

(4)外阴、盆腔纤维化。①临床表现:严重者继发肾功能障碍、下肢水肿。②处理:可行中药活血化瘀治疗,若出现输尿管狭窄、梗阻需手术治疗。

八、出院指导

(1)遵医嘱服药,建议复查间隔为第1年每1~3个月1次;第2~3年每3~6个月1次;3年后,每年1次。

(2)外阴部有硬结、肿物,或出现瘙痒、疼痛、破溃、出血等异常情况应及时到医院就诊。

(3)平常休息时适当抬高下肢,发现有下肢肿胀或疼痛时及时就诊。

(4)出院康复期间发现患者身体有不适等异常情况,应嘱患者及时来医院就诊。

参 考 文 献

[1] 张云.基础临床护理学[M].乌鲁木齐:新疆人民卫生出版社,2020.

[2] 温媛.专科护理学临床实践[M].福州:福建科学技术出版社,2020.

[3] 张铁晶.现代临床护理常规[M].汕头:汕头大学出版社,2019.

[4] 黄欢.临床护理路径[M].昆明:云南科技出版社,2018.

[5] 刘淑梅.护理学基础与理论[M].长春:吉林大学出版社,2020.

[6] 黄俊蕾,赵娜,李丽沙.新编实用临床与护理[M].青岛:中国海洋大学出版社,2019.

[7] 姜永华.妇科常见疾病临床护理[M].长春:吉林科学技术出版社,2019.

[8] 刘春梅.实用护理学临床应用与管理[M].南昌:江西科学技术出版社,2020.

[9] 刘梨,张月娟,龚志贤.针灸护理临床应用指导[M].武汉:华中科技大学出版社,2019.

[10] 伍海燕,贺大菊,金丹.临床护理技术实践[M].武汉:湖北科学技术出版社,2018.

[11] 刘萍.内科临床护理技能实践[M].汕头:汕头大学出版社,2019.

[12] 杜永秀.临床护理基础与操作规范[M].开封:河南大学出版社,2019.

[13] 胡金华,商青林,余国萍.临床护理与管理实践[M].天津:天津科学技术出版社,2018.

[14] 梁玉玲.基础护理与专科护理操作[M].哈尔滨:黑龙江科学技术出版社,2020.

[15] 贾雪媛,王妙珍,李凤.临床护理教育与护理实践[M].长春:吉林科学技术出版社,2019.

[16] 徐秀娥.现代内科护理学研究进展[M].长春:吉林科学技术出版社,2020.

[17] 刘巍,常娇娇,盛妍.实用临床内科及护理[M].汕头:汕头大学出版社,2019.

[18] 蒙黎.现代临床护理实践[M].北京:科学技术文献出版社,2018.

[19] 高云凡.实用护理学临床应用与实践[M].北京:科学技术文献出版社,2020.

[20] 池末珍,刘晓敏,王朝春.临床护理实践[M].武汉:湖北科学技术出版社,2018.

[21] 毕云霄.实用护理学技术[M].北京:中国纺织出版社,2020.

[22] 朱翠英.现代临床外科护理路径[M].长春:吉林科学技术出版社,2019.

[23] 吴欣娟,张晓静.实用临床护理操作手册[M].北京:中国协和医科大学出版社,2018.

[24] 郑凤凤.临床妇产科护理指南[M].长春:吉林科学技术出版社,2019.

[25] 史铁英.急危重症临床护理[M].北京:中国协和医科大学出版社,2018.

[26] 丁红玉.实用护理临床诊治技术[M].北京:科学技术文献出版社,2020.

[27] 马莉莉.实用临床护理指南[M].长春:吉林科学技术出版社,2019.

[28] 吕纯纯.儿科疾病临床护理[M].长春:吉林科学技术出版社,2019.

[29] 范春华.护理技能与临床实践[M].天津:天津科学技术出版社,2020.

[30] 孔彦霞.儿科临床护理技术[M].天津:天津科学技术出版社,2018.

[31] 叶秋莲.临床常见疾病的护理与预防[M].南昌:江西科学技术出版社,2020.

[32] 张鸿敏.现代临床护理实践[M].长春:吉林科学技术出版社,2019.

[33] 张芙莉.实用护理技术与临床实践[M].北京:科学技术文献出版社,2020.

[34] 程萃华,张卫军,王忆春.临床护理基础与实践[M].长春:吉林科学技术出版社,2019.

[35] 安翠莲.现代护理思维实践[M].北京:科学技术文献出版社,2020.

[36] 苏艳婷,黄孝燕,苏艳玲.痛风症患者的护理与健康教育[J].家庭医药,2020,(1):307.

[37] 郭书勤.综合护理在妊娠剧吐患者中的应用效果[J].中国民康医学,2020,32(9):162-163.

[38] 王娟娟.细节护理干预在胆结石手术患者中的应用[J].黑龙江医学,2021,45(08):879-880.

[39] 杨小莉.细节护理在新生儿败血症护理中的效果探讨[J].母婴世界,2020,(7):201.

[40] 王敏.临床护理路径联合舒适护理在小儿川崎病中的应用效果[J].国际护理学杂志,2021,40(17):3216-3218.